15センチ大の乳がん、
末期の直腸がん、
卵巣がんが切らずに治った

免疫療法を超える
がん治療革命

増感放射線療法
コータック《KORTUC》の威力

高知大学名誉教授 小川恭弘

光文社

はじめに

がんを守る「よろい」の働きを抑える

私が2006年に開発し、今日までに改良を重ねてきている治療法「コータック」（KORTUC＝Kochi Oxydol-Radiation Therapy for Unresectable Carcinomas＝切除不能がんに対する高知式オキシドール放射線療法）は、あらゆる「固形がん」に対して効力を発揮する「増感放射線療法」です。固形がんとは、血液のがん以外の、臓器やさまざまな組織などで塊をつくるがんのことを言い、乳がんや肺がん、大腸がん、子宮がん、すい臓がん、皮膚がん、軟部組織肉腫などがあります。

コータックのメカニズムについて、簡単に申し上げておきます。

体に発生した「がん」が大きくなると、個々の細胞中の酸素が減って、抗酸化酵素が増え、放射線治療の効果は3分の1にまで、低下してしまいます。

その抗酸化酵素はがんの中で、放射線からがんを防御する「よろい」のような働きをします。私は、抗酸化酵素の働きを抑える方法はないだろうかと研究を続けてきました。そして、ようやく'06年にオキシドールが抗酸化酵素を失活させることを発見したのです。かつ、その効果を持続させると同時に、注射の痛さを半減させるにはヒアルロン酸と混ぜるべきであることが、研究の過程でわかってきました。

直径15センチの乳がんが消失した!

この増感剤(オキシドール+ヒアルロン酸のコンビ)が放射線治療の効果をフルに、つまり3倍にするのです。

これが、コータックという、私が発明した増感放射線療法の仕組みです。

オキシドールはご存じのとおり消毒薬で、過酸化水素を水で3%に薄めたものです。初めてこの治療法を聞いた方は「そんなバカな」と思うかもしれません。

しかし、この治療法を行った症例は1千人を超えています。リンパ節転移した局所進行乳がんや、直径15センチに達した乳がんを消失させた例もあります。また、骨に転移した末期の巨大な直腸がんを治した例もあるのです。

知人や有名人ががんで亡くなったという知らせを聞くたびに、私は歯がゆい思いをしています。私のところに来てくれていれば、コータックを受けてくれていたら——。「切らずに治す」ことが可能だったのではないかと。

私自身、一刻も早く、このコータック治療を少しでも世に広め、医薬品として確立し、保険適用されることで一人でも多くの、いや、すべての国民、ひいては世界中の人々を対象に治療ができるよう、カバーする範囲を広げなければいけない。

それが私の急務だという思いを強くしています。

この本を執筆している理由も、その一点です。

全国で臨床試験として行われるコータック

一人でも多くの方に、この増感放射線療法を理解してもらい、興味を持ってもらう。

そして、命にかかわる一歩手前の段階で、全国の医療機関でコータックを受けられるようにしなくてはならない。

現在コータックは、名古屋市立大学病院、大阪医科大学附属病院、長崎県島原病院、東京放射線クリニックなど全国で十数カ所の医療機関で、医局や医師の裁量による〝臨床研究〟として施されています。

しかし、一刻も早く薬品化、保険適用されることで、かかる医療費を抑え、その治療の受け入れ可能な医療機関の数も飛躍的に増やさなければいけないんです。

詳しくは第5章で書きますが、この簡単かつ安価で、余計な副作用もない安全な治療を皆さんに受けていただく環境を整えるために、いまイギリスで臨床治験を行っています。

本書は、この療法を知らない人、ご本人やご家族が「がん」を発症して、がんが刻一刻大きくなっていく恐怖に身震いしている人、放射線治療は効果がないという先入観を持っている人、あるいは医師の経験則から可能性がある放射線治療を「見込みがない」とあきらめている人たちに向けて、書きました。

そんな人たちをなんとかしたい、救いたいと研究と治療を重ねてきた、私の医師人生の集大成と言える書です。

《先入観は可能を不可能にする》

これは、プロボクサーのモハメド・アリさん（故人）が全盛期に演説中に言った言葉のなかから抽出されたフレーズです。

しかし、いまを生きる若者にこの言葉を地で生きている青年がいます。

それは、アメリカ・メジャーリーグに挑戦中の大谷翔平選手です。

彼は誰もが聞いて耳を疑う投打の「二刀流」に、しかもメジャーリーグを舞台に挑戦して、'18年度は1年目のトライで大きな結果を残しました。

日本人投手として、無理だと思われていた「球速160キロ」へのチャレンジをする段階においても、最初からできないと決めつけるのはやめよう、と心掛けたのだそうです。

人が自分の中にある何か、あるいはポテンシャルや潜在能力を飛躍的に伸ばす時期というのは、そのような心境のときなのかもしれません。

私には、いまから30年も前にカナダに研修に訪れた際の経験がそれにあたります。

コータック発見に邁進《まいしん》していた時期もそれにあたるでしょう。

その治療法を確立するに至る、私の医師人生の道のりを、まずはカナダでの出来事から振り返ることにしましょう。

免疫療法を超えるがん治療革命　目次

3章 患者さんによるコータック治癒体験談

4章 全国コータックの名医・研究者

名古屋市立大学大学院医学研究科
放射線医学分野主任教授　芝本雄太先生
私たちは基礎実験をきっちりやって、コータックの有効性を証明しています　112

東京放射線クリニック院長　柏原賢一先生
コータックにはこれまで経験したことのない劇的な効果がある　120

大阪医科大学放射線科講師　新保大樹先生
コータックは、安価で、
大きな放射線増感効果を有する、極めて有望な放射線治療　130

長崎県島原病院放射線科診療部長　小幡史郎先生
コータックはノーベル賞級の発明　140

相模原協同病院放射線治療科部長　福原　昇先生
患者さんはもちろん、医療財政を救うために——KORTUC（コータック）の普及をめざして　150

高知大学医学部皮膚科学講座教授　佐野栄紀《しげとし》先生
よく効くコータックだが、課題は比較・実証データを多く残すこと　158

装丁
白石良一、阿部早紀子
（白石デザイン・オフィス）

本文構成
鈴木利宗

1章

切らない治療を目指して

放射線治療の効果を高める方法

「放射線治療が効かないとはどういうことか」

命を救えなかった患者さん

'77年、いまから42年前に、私は神戸大学医学部を卒業しました。

入学時に同期であった3人が放射線科に入り、1人（足立秀治医師、現在、兵庫県立がんセンター名誉院長）は放射線診断、もう1人（杉村和朗医師、現在、神戸大学副学長・理事）は核医学、そして私は木村修治教授（当時）の導きで放射線治療の部門に配属されることになりました。

学生時分にあまり勉強しなかったこともあり、6年制を卒業して国家試験に合格し、医師免許を取得してから改心した私は、決意を新たにして神戸大大学院で4年間、日夜の診療に並行して研究に励んだものです。

当時、それぞれ4年・3年先輩の内田常夫医師と高島均医師について2～3カ月研修し、その後に進行がんの患者さんを実際に自分が担当していくことになりました。

そんな生活がしばらく続いたあるとき、私は食道がんでステージ3の36歳の女性患者を担当し、放射線治療を施しました。

その後、彼女が退院して2カ月ほどしたころ、ご家族から電話を受けました。聞けば容体はその2カ月間で急変し、別の病院に入院しているが、ほとんど回復の見込みがない状態まで来ていると、ご家族が言います。

それでも「小川先生に会いたい」と彼女が言っていると。

私は慌てて彼女の入院している病院を訪ねたのですが、タッチの差で亡くなっていました。

そのとき、大きなショックを受けたんです。

「自分が携わって学んでいる放射線治療なんか、ちっとも効かないじゃないか」と。

放射線治療が効かないとは、どういうことなのか――。

いまでもお名前をフルネームで覚えていますが、彼女にはまだ小学生くらいのお子さんが2人いました。

お母さんを亡くして、子どもたちは目の前で泣いていますし、ご主人も絶望感に駆られて突っ伏していた。

わが手腕の未熟さというより先に、私が手を染めた放射線治療が命を救うことには役に立たないのではないか、という大きすぎる疑念がそれ以後、脳裏にこびりつくようになりました。

それからというもの、私はいろいろと調べて研究を重ね、放射線が効かないという状況の分析をまとめていきました。

ダメージを受けるリンパ球

さまざまな患者さんを診ているうちに、放射線治療をすることによって、健全であり続けなければいけないはずのリンパ球が、ダメージを受けて減少していることがわかってきました。

そこで私がたどり着いたのは、放射線治療を施しているうちに、血中の白血球が減り、リンパ球の比率もどんどん下がっていくことで、最終的にはリンパ球が枯渇に近い状態となり、抵抗力も免疫力も失ってしまう。つまりは肺炎でも簡単に命を落としてしまうということでした。

そしてその年の9月から、大学入学同期の稲用《いなもち》博史医師の橋渡しで、夜は、当時、神戸大学の教授だった西塚泰美《やすとみ》先生と高井義美先生（当時は助手）の生化学教室に通い始めます。リンパ球はなぜ弱まってしまうのかを調べなくてはいけないと思ったからです。

西塚先生はノーベル賞候補にもなったことがあり、後に文化勲章も受章した生化学の権威でした。

西塚先生から「まずはネズミのリンパ球から研究を始めなさい」と言われたのですが、どうせ二度手間になるのだからということで「ぜひ人のリンパ球でやりたい」と申し出ました。

放射線治療とリンパ球の関係について研究を進めるうちに、高知県で医科大学が新設されることになり、神戸大の先輩の前田知穂《ともほ》教授（当時）の引きで、'82年8月に着任することになりました。

高知医科大学（'03年、高知大と統合し高知大学医学部に）では、放射線によって細胞がどのように死んでいくのか、患者さんのがんに放射線が照射された組織を定期的に観察することで、どんな反応が起きるのかを見ていきました。この研究は、解剖学教室の瀬口春道教授（当時）の御指導の下に行いました。

吉田祥二教授（当時）のご支援もあって、私は、高知大学に31年半という長期間在籍し、そのほとんどの期間、研究面では放射線感受性のメカニズムの研究を続けてきました。

放射線治療が効きにくいがんに、どのようにしたら放射線治療を効かせることができるか？　とか、人間は放射線に弱いが、どのようにしたら強くできるか？　という研究も並行して行いました。

朝の8時半から午後4時ごろまで昼休みなしで外来診療を行いながら、実験・研究を続け、患者さんのがん組織を液体窒素で凍結保存しておきました。週末になるとまとめて切り出して、がん細胞の抗原を染め分けるという作業をしていました。この研究は、猪俣泰典講師（当時）、西岡明人助手（当時）および、大学院生であった濱田典彦医師とともに行いました。

以後研究の範囲は広がっていきましたが、このサイクルは基本的には変わりませんでした。

「がん細胞をリンパ球と同じ状態にする」

予算がないからできた発見

すると、放射線が効きやすい場合、効きにくい場合と、ある程度ケーススタディができるようになりました。

そこで、私はのちのコータックにつながる発見をするのです。

抗原をより分けるために染め上げる前処置でのことです。

スライドグラスに載せたがん組織を溶液に浸すと、ある組織切片の表面からはミクロな細かい泡がバーッと立ち上ってきます。

これは何だろうか？

大きな感動をもって眺めた現象こそが、過酸化水素水、つまりオキシドールを薄めた溶液に切片を浸す作業で現れたのです。

ちょっと説明しますと、がん組織には抗酸化酵素・ペルオキシダーゼが多く含まれていますが、薄めた過酸化水素水にこれを浸してがん組織のペルオキシダーゼを失活させなければなりません。

これをキッチリしないとがん組織は茶褐色の斑点だらけになって、その免疫組織化学染色自体が失敗してしまいます。

がん組織には本来、放射線や化学療法などの酸化ストレスに対する防御機能として、多量の抗酸化酵素・ペルオキシダーゼが含まれているということは、従来から指摘されていました。

放射線に抵抗するがんや、高分化のがんに特に多くそれが含まれていることも、知られている事実でした。

私はこの染色作業で起きたことが、放射線治療の効果を高めることと結びつけられるのではないかと思いつきました。基本的なことですが、これまでそこに目を付けた研究者はいませんでした。

いま思えば、新設されたばかりの大学に赴任したことが、私にとってはかえってよかったのです。

そもそも、先輩教授の下について高知に行くのは、私ではなく別の先輩のはずでしたが、彼が断ったため、さらに後輩の私にお鉢が回ってきたのです。

高知大は地方大学ですから、製薬会社も寄付金や研究費を工面してくれません。よしんば製薬会社から援助を受けると、今度はその会社のリクエストするテーマに沿った研究にどうしても偏りますので、そうではなかったのが幸いしました。

自分がしたい研究を、思う存分できたんですね。

それから、「必要は発明の母」というのか、予算を人件費に充てられない分、自分でなんでもやらなければいけないわけですから、本来、潤沢なところでは研究助手にやらせるところを、私は自分でしなければならなかった。しかし、結果的にこれが幸いしました。わずか6マイクロメートルの厚さしかないがん組織の、連続切片を機械で切り出すところから、手ずからやるわけです。

そしてペルオキシダーゼを不活性化する前処置まで、セルフで日夜繰り返していましたので、だからこそ、

小川恭弘医師とコータックの歩み

'77年	神戸大学医学部卒業
'81年	神戸大学大学院医学研究科内科学系放射線医学修了 医学博士 兵庫県立がんセンター放射線科　医員
'82年	神戸大学医学部附属病院放射線部助手(6月) 高知医科大学附属病院放射線科講師(8月)
'85年	同上　助教授(放射線部)・放射線部副部長
'88年	カナダ・ブリティッシュコロンビア大学にてパイ中間子、および乳がん治療における乳房温存療法を研究
'91年	日本医学放射線学会優秀論文賞
'94年	日本医師会医学研究助成賞
'97年	根治的乳房温存療法で5年生存率90%を達成
'05年	高知大学医学部放射線医学講座教授、同医学部附属病院放射線部長・科長
'06年	コータックを開発　高知大学医学部倫理委員会の承認を得る(4月・コータック1) コータック2の承認(10月)
'09年	特許を取得
'13年	日本学術振興会　学術システム研究センター　専門研究員 国際癌治療増感研究協会協会賞、高知大学研究功績者賞
'14年	兵庫県立加古川医療センター院長 高知大学名誉教授
'15年	これまでに書いた論文がロンドン大学教授のジョン・ヤーノルドさんの目に留まる 株式会社KORTUCを立ち上げる
'17年	ロンドンのロイヤル・マーズデン病院の名誉オブザーバーに就任 ロイヤル・マーズデン病院がコータックの臨床治験を開始すると発表 イギリスで治験開始(2月)
'18年	高知総合リハビリテーション病院院長 神戸低侵襲がん医療センター理事
'19年	同治験にてフェーズ1を突破
'22年	イギリスの治験が終了予定

「あれっ、これは何が出てきているんだろう?」と噴き出す泡に注目できたのです。予算が潤沢にある旧帝大系の大学なら研究助手が機械的にやるレベルの作業です。

私はその当時、多数の英文論文を書きました。「がん組織のリンパ球浸潤について」「がん遺伝子産物の発現の免疫組織化学的検討」などです。

でも、それは結果的に患者さんを治す役には立つものではなかったんですね。しかし、その研究の前処置を自らしていたことが、後のコータック発見に結果的につながった、ということなんです。

ここで、私が神戸大時代にリンパ球について調べていたことが、生きてきます。リンパ球にはペルオキシダーゼ、つまり細胞を守るよろいのようなものがないので、細胞が死んでいってしまうんです。

一方、大きくなったがん組織にはペルオキシダーゼだらけですので、簡単に細胞が死にません。

そこで、放射線を効かせようと考えた場合、何をすべきかというと、リンパ球が弱っていってしまうのと同じように、がん組織の中のペルオキシダーゼを失活させればいいという単純なことだったんです。

「カナダで先端の乳房温存療法を学ぶ」

後れを取っていた日本の乳がん治療

余分な人件費を割けないから、私には研究助手がいない。

製薬会社も、研究費や寄付金を工面してくれない。

だから、何でも自分でしなければいけなかったことが、災い転じて福となって、高知大学医学部で、後にコータックと名づける治療の研究と開発は〝開花〟しました。

しかしそこに至るには、もう1つの大きな「出会い」がバックボーンとなっています。

私は’85年、32歳で助教授となっていました。

そして3年後、東北大学の坂本澄彦《きよひこ》教授（当時）の御推挙で、’88年6月から1年間、私は、カナダ・バンクーバーにあるブリティッシュコロンビア大学と州のがん治療センターに派遣され、臨床研究員として過ごすことになります。これにあたっては、読売新聞社が後援されていたパイ中間子振興財団から助成金をいただきました。

その、カナダに渡る前後に起きた一連の出来事が、刺激になり、持てるポテンシャルの幅を最大限に広げさせることとなるのです。

それまで高知大学の放射線科で丸6年間、私は研究と実践の日夜を過ごしてきたのですが、講師から助教授職となって経験を積んでいく中で、放射線科医としての自信とプライドも徐々についてきていました。

「日本の緻密な放射線医療の技術を、一丁、披露してみせよう」

というくらいの腹積もりで、海を渡った

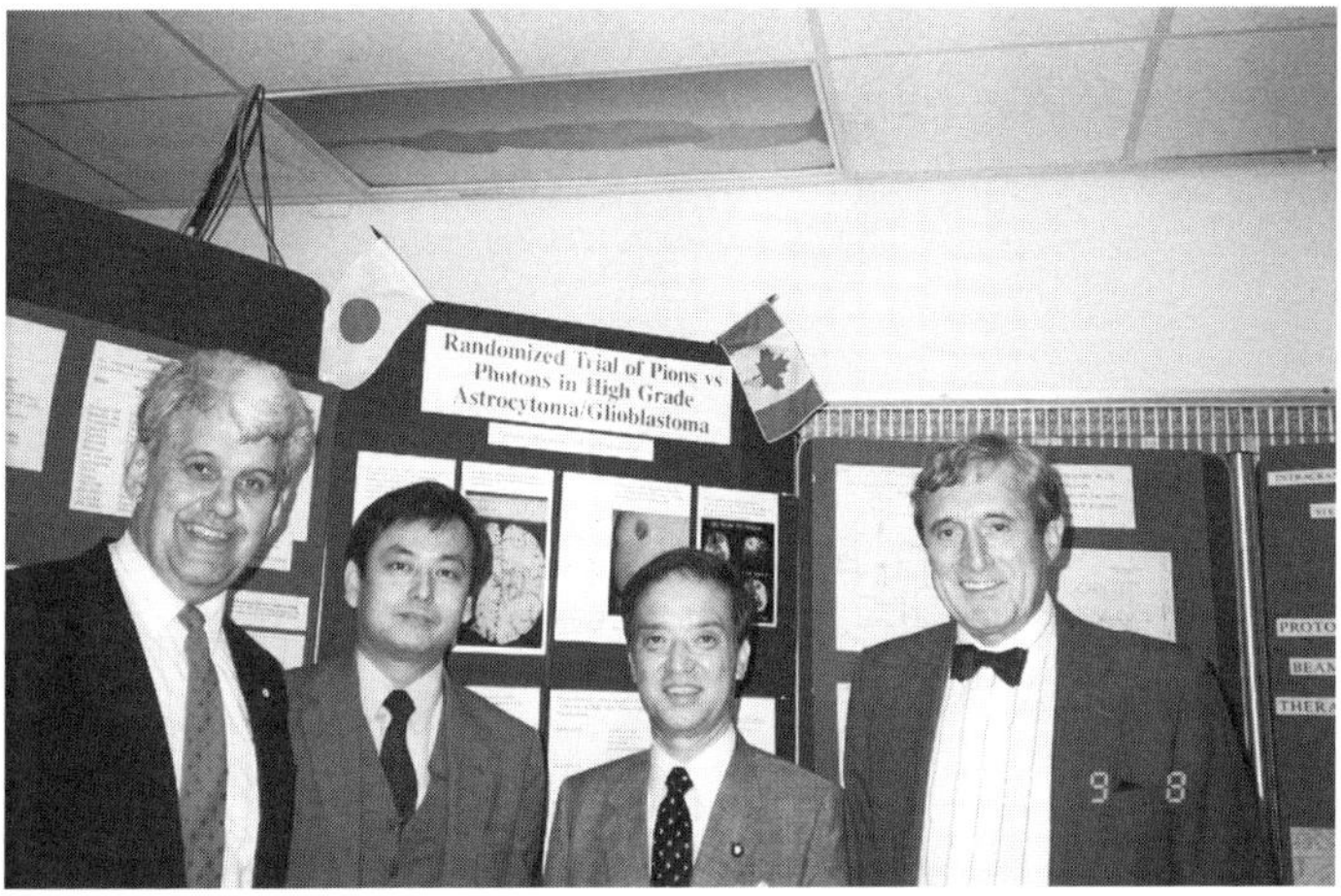

’89年9月、カナダ、ブリティッシュコロンビア大学のパイ中間子研究所で（小川医師は左から2人目）。右隣は海部俊樹首相（当時）。右端はカナダでの上司のジョージ・グッドマン教授（当時）

のです。

カナダでの研究のテーマは、湯川秀樹博士がノーベル物理学賞を受賞した「パイ中間子」の臨床研究でしたが、カナダに渡る直前に、私にはもう1つのテーマが芽生えていました。

それは、「がん治療の先進国」といわれるカナダで行われているという、乳がんの「乳房温存療法」について学ぶことでした。

それまで、日本での乳がん治療というと、年間で推定およそ1万5千人が手術を受け、そのうちの67%がハルステッド（全切除）手術といわれていました。

ハルステッド手術とは、19世紀末に始まったもので、がんがある乳房を、大胸筋とその下にある小胸筋とともに切り取ってしまう手術です。

同時に腋窩《えきか》（脇の下）の組織もリンパ節とともに切除しますので、手術の痕は女性らしい胸のふくらみがなくなるのはおろか、胸の筋肉までなくなって肋骨《ろっこつ》が浮いて見える状態になります。

美容の面での問題も大きいのですが、腕や肩を動かす胸の筋肉まで切り取られるために、術後は腕を思うように動かせないなどといった機能障害に悩むことになります。

先駆者・近藤誠先生の「乳房切除批判」

そんなハルステッド手術が大半を占めていた乳がん治療に対し、一石を投じるような〝事件〟が、私がカナダに向かう直前に日本で沸き起こっていました。

それは、当時、慶應義塾大学講師だった近藤誠先生が月刊誌『文藝春秋』'88年6月号に発表した《乳房切断は外科医の犯罪行為》という内容のレポートに端を発するものでした。

近藤先生は、私が「乳房温存療法の第一人者」と呼ばれる以前に、乳房温存療法（乳腺部分切除あるいは乳腺扇状切除に術後の放射線を組み合わせた療法）を導入し、学内の外科医の協力が得られなかったために外部から協力を仰ぎ、「乳がん・くりぬき手術」と「放射線治療」を行っていた先駆者でした。

私は出席した放射線学会でその記事の存在を聞き、書店にすぐさま走りました。

しかし日本の書店では品切れで、実際に手にしたのはカナダに着いてから。ジャパニーズ・レストランに置いてあったものでした。

むさぼるように読んだ近藤先生の論文は、次のような趣旨でした。

《日本で一般的に行われているハルステッド手術は、欧米ではすでにほとんど行われていない。乳房温存療法で多くの患者が救われているし、その治療成績はハルステッド手術と変わらない。治癒率が同じなのに、勝手に患者の乳房をすべて切り取ってしまうのは犯罪行為ではないのか》

近藤先生はお姉さんが「日本で初めて乳房温存療法を受けた女性」で、それに基づいてハルステッド手術のデメリットと、日本の医療の後れを指摘していました。

カナダでは温存療法を学ぼうとしていた私ですが、正直に言えば、乳房を残して乳がんを治すことに半信半疑でした。

当時の医学界の〝多数派〟の1人であり、温存療法について正面から学ぶ機会もなかったのです。

しかし、近藤先生の論文は、論拠がしっかりしており、かつ説得力もあり、

「これはホンモノだ!」

と読んでうなずかざるをえませんでした。

そして、パイ中間子の研究と同時進行で、「がん治療の先進国」カナダで「乳房温存療法」について研修することに意を強くしたのです。

日本の手術法は「過去の遺物」だった

当時、1年間で5千人以上が放射線治療に訪れていたバンクーバーのがん治療センターには、新規の乳がん患者さんが年間で1千人を超えるといわれていました。

そこに足を踏み入れたときの驚きを、昨日のことのように覚えています。

治療を終えた予後・経過観察の女性たちが、乳房を揺らせながら病院内を闊歩《かっぽ》しているのです。

まさに先入観が覆されるというか、私にはハンマーで頭を殴られたような衝撃でした。

その日から診察に参加した私ですが、同じ臨床研究員であるカナダ人女性医師が、患者さんたちに私を紹介する次の言葉に、奈落の底へ突き落とされる思いでした。

「あなた方が、もしジャパニーズで、ここがジャパンだったら、みんなごっそり、乳房を切り取られているところでしたよ」

笑みを浮かべながら彼女が言ったその言葉は、「あなたたちは心配ご無用なんですよ」という他意のないジョークだったのだろうけれど、私には大きなダメージだった。

さらにそれを受けた患者さんたちは、真顔で、

「アンビリーバブル」

を連発。

日本ではまかり通っている全切除手術が、すっかり過去の遺物だという反応に、私は自分の技術を構築した日本医療の基礎が崩壊していくような思いでした。

先ほど触れたように、私はこのカナダに、日本の高度に成長した医療技術をカナダの医者たちに見せつけようと乗り込んでいました。

敗戦後に急速に経済成長した日本が、医療においても先進国たりえていることを信じて疑わなかった私は、「がん先進国」といわれているカナダでさえ、日本がすでに追い抜いている国の1つであるかのごとく思い込んでいたんです。

それが実情は、日本は江戸時代の鎖国がまだ続いているかのように世界の医療の進歩に取り残され、大きく水をあけられてしまっている……。

しかし、そう感じながら、同時に私は生来、ポジティブシンキングの持ち主というか、ものは「いいほうに考える」タイプ。絶望感を感じながらも、

「よ〜し、だったら欧米では当たり前になっているという乳房温存療法を、徹底的に学んで日本で広めようではないか！」

その思いで、取り組んだのでした。

1年の研修後、カナダから帰国した私は、カナダで行われているもののコピーではなく、私なりの温存療法を確立しようと考えました。

診断時から、より正確な診療を行いつつ、治療段階ではあらかじめ、転移と再発を予防するための効果的な全身療法（抗がん剤など）と局所療法（外科手術、放射線治療など）を独自に組み合わせる必要があると。

そしてこの治療法を「根治的乳房温存療法」と名づけることにしたんです。

「乳房温存で5年生存率90%を達成」

欧米並みの「根治的乳房温存療法」を確立

私が確立した「根治的乳房温存療法」が、それ以前のものから進化した点は、次のようなものです。

以前の乳房温存療法は、1期乳がんを中心に行われており、なかでもごく初期段階に限定されていました。

しかし私は、その適用範囲をもっと広げることはできないだろうかと模索したのです。

そして、がんの直径が3センチ以上の大きなものになり、2〜4期の乳がんとなっていても、「くりぬき」手術の前に抗がん剤でがん組織を小さくしてからくりぬけばいいのだという結論に達しました。

「前処置として抗がん剤でたたいてがんを小さくしてから、乳房からがんをくりぬく」

もちろん、この後、放射線治療を施します。

この方法で、初めての患者さんにくりぬき手術と治療を施したのは、'89年（平成元年）9月5日のことでした。

それ以後、高知大学で私のところを訪れる95％以上の方に乳房温存を実施していくことで、「根治的乳房温存療法」の理論を実証できたのです。

初導入と同じ年の10月19日の『高知新聞』一面には、次のような見出しが躍りました。

《乳房取らず乳がん治療。高知医大が全国で初導入》

紙面では、次のような論調で解説が述べられています。

《我が国初めての診断・治療の一貫した試みであり、患者の悩みを救う可能性がある。欧米並みに患者が治療方法を選ぶ権利に道を開けることになりうる》

そして、欧米に比べ導入が遅れた要因については、

《病院や大学で主導権を握る外科医に対して、放射線科医の立場が弱いことも導入の遅れに輪をかけたという指摘もある》

こう論じています。

この根治的乳房温存療法の導入により、医局、ひいては医学界のパワーバランスにおいて、乳がん治療を外科医ではなく放射線科医が中心になって進める方向に変化がもたらされるのでは、と期待は膨らんだのです。

'89年、まさに平成時代の幕開けと同年に始まることとなった高知大学での根治的乳房温存療法は、その後も被験者の数を順調に増やしていきました。乳房温存手術は、高知大学第二外科の田中洋輔助教授（当時）や前田博教講師（当時）、および野市中央病院の公文正光院長（当時）と遠近直成医師に、そのほとんどを行っていただきました。

しかし、その目的は医局の実績づくりではなく、

「乳房を残すことによって患者さんの病気に立ち向かう気力や体力を温存する」

というもので、その結果として「治す」ことが最大の目的でした。

'97年5月時点の症例数が次のように残っています。

温存療法による乳がん治療数の総計166人中、当該時点までの再発は3人。

根治的乳房温存療法での5年生存率90％——。

その間にも、私は度々、テレビや新聞をはじめ多くのマスコミに取り上げられ、乳房温存療法というキーワードは世間的にも、徐々にですが認知度を上げていったのではないかと認識しています。

高知大学医学部では、放射線科はもちろん、外科や内科、皮膚科など、さまざまな科の連携プレーが功を奏し、ここに挙げたような数字を残すことができていたのです。

しかしながら、日本全国の医療にその流れが急速に波及するということには、なかなか結びつきませんでした。

というのは、いくら「乳房温存療法」という名前が認知度を上げようとも、医学界や医局の中での「がん治療」におけるパワーバランスは、一向に変わる兆しを見せなかったからなのです。

日本の放射線科医は、がん患者さんの主治医である外科や内科、婦人科や皮膚科、泌尿器科などの医師を補助する立場から医療行為を行う場合が圧倒的に多いというのです。

旧態依然の医療システムと闘う

ＭＲＩや高度なＩＴメカニズムを用いて診療する時代になっても、その流れは変わらず、多くの場合は、外科や内科で「手の施しようがない」状態になった末期がんの患者さんが放射線科に送り込まれました。

当然、放射線治療もその段階では、全面的に威力を発揮できることにはなりません。すでに「手遅れ」なのに、「ほかにやりようがないから」する放射線治療は、奇跡の引き金にならないことは、自明でしょう。

じつはあまり放射線科医のイメージにないのかもしれませんが、私たちの世代の放射線科医はおしなべて、患者さんの患部に直接、手を下すことが、臨床の日常でした。

がんも末期の患者さん、ある方は乳がんの組織が乳房の表面の皮膚を食い破って露出する「花開いた」状態で、青息吐息で運び込まれ、私たちは彼女の胸で露出したがんから噴き出す血を止めることから治療を始めました。

患部に針を刺し、患部を突き、返り血を浴びながら、治療するという〝血みどろ〟の現場が日常の中心だったのです。

根治的乳房温存療法を確立してからは、高知大の放射線科と私の受け持ちは圧倒的に増大することとなり、朝8時半から診療を始めて食事も忘れ、夕刻を迎える日々を過ごすことになります。

約100人もの患者さん――うちほとんどが進行がん――の「がん」という敵を相手に流血の格闘をしていたのです。

しかもその格闘は、どんなに強い武器を持とうともこちらは孤軍奮闘です。

すでに他科が「さじを投げた」患者さんに遮二無二ほどこす治療も、しょせんは〝焼け石に水〟だったのです。

日々のハードな勤務、そのすべてが命のやり取りという真剣勝負を終えて残るのは、多大なる肉体の疲労感と、精神の徒労感でした。

よく一般に「しょせん、がんには効かない」とか、「苦痛が大きいだけで結果はダメなのは変わらない」などというネガティブイメージが放射線治療についてしまっているのは、そのような医療システムの事情があるのです。

日本における患者さんのがん闘病において、放射線治療が最大に効果を発揮するためには、もちろん、ほかの科の医師との密接な連携を加味したうえで、「放射線科医が治療全体を見通して、ほかの科の医師たちをリードする」そのような形の医療体制ができ上がらなければならない。

いや、つくらなければならない。

せっかく「根治的乳房温存療法」という、全国的に注目される手法を提示しながら、むしろその結果、突きつけられた医学界の旧態依然としたシステムと温存手術による乳房の変形に、私は愕然《がくぜん》としていました。それでも、このころの私は、

「あきらめてたまるか」

「くじけてなるものか」

という強い思いで、手術なしでの乳房温存療法へと、さらに患者さんとともに、研究に向かうことになったのです。

2章

増感放射線療法「コータック」の発見

「がん組織に強い攻撃力を持つ新療法」

局所進行皮膚がんが、オキシドールを浸したガーゼと放射線できれいに消えた

このように、外科手術に比べて「効かない」とレッテルを貼られていたのが、放射線科医が施す放射線治療でした。

そして、私はそれでもめげずに、起死回生となる次のヒットを、ひそかに、虎視眈々《こしたんたん》と狙っていました。

結果的にその救世主となりえたのが、ほかでもない「コータック」です。

その開発前夜に、話を戻そうと思います。

過酸化水素水、つまりオキシドールが抗酸化酵素・ペルオキシダーゼを失活化する作用をし、酸素と水になる。

この単純なメカニズムが、

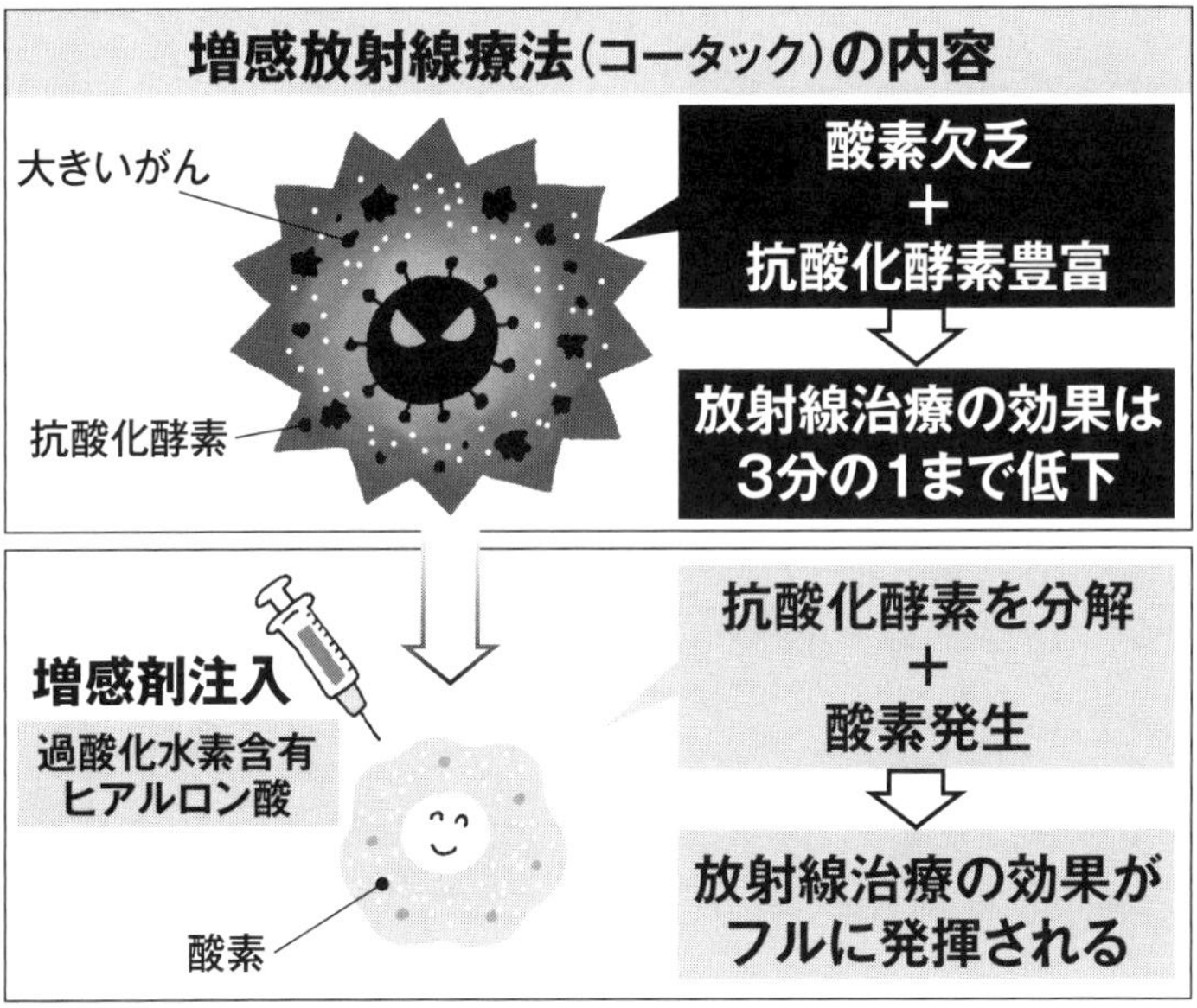
増感放射線療法（コータック）の内容
大きいがん
抗酸化酵素
酸素欠乏
＋
抗酸化酵素豊富
放射線治療の効果は
3分の1まで低下
増感剤注入
過酸化水素含有
ヒアルロン酸
酸素
抗酸化酵素を分解
＋
酸素発生
放射線治療の効果が
フルに発揮される

「ひょっとすると、がん患者さんのがんで再現できたら、放射線治療が、飛躍的に効果を発揮できるようになるかもしれない」

というところまで、私は理解・把握することができていました。

それが、前項で述べた乳がんの「根治的乳房温存療法」を高知大学で確立し、およそ10年間にわたって実践してきた後のタイミング、つまり2000年前後のことでしょうか。

その際、

「強力な放射線増感剤としての過酸化水素水」

として特許の申請も考えました。

製薬会社関係の知人に相談したのですが、

「3％の過酸化水素水であるオキシドールは、100ミリリットル入りのミニボトルで百数十円で安価ですよね。それではとても増感剤の開発費用を回収できません」

というそっけない回答でした。

ここでは申請を見送ることとなったのです。

研究面では、私はこの時期、患部に過酸化水素水が存在しているあいだに放射線を照射することによって、がん細胞にアポトーシス（自己融解）を引き起こさせる仕組みを示しています。この研究において、高知大学整形外科の高橋敏明講師（当時）から放射線抵抗性の骨肉腫細胞をいただき、その解析にあたっては、解剖学の小林俊博講師（当時）のサポートを受けました。

免疫組織染色をする前段階の「ペルオキシダーゼ・ブロック」とその失活化の状態を、患者さんの放射線治療において再現することで、放射線の効果を飛躍的に発揮できるという結論に至りました。

それからというもの、オキシドールを患者さんのがん組織にどのように用いればいいのかを模索することになるのです。

やはり、オキシドールを人のがん組織に注射するとなると、《深い傷に使用するのは酸素塞栓《そくせん》が起きる恐れあり禁忌》とも記載されていることですし、そのまま注射することはできません。

では、どうすれば人に注射できて、放射線治療の効果を最大限発揮できるかということを、いろいろ（机上で）考えているうちに、数年が過ぎてしまいました。

'05年になり、高知大医学部皮膚科の佐野栄紀《しげとし》教授からの紹介で、右足に発生した悪性黒色腫の術後の再発で、がんがこぶし大にまで大きくなってしまった患者さんが私の放射線科外来を受診してきました。

もうそのときは、がんが皮膚の表面に露出していました。出血まで起きている状態で、これでは通常の放射線治療は効かないだろうなということは火を見るより明らかでした。

というのは、一般的に放射線治療の電子線照射では、大きながんには無力であり、皮膚の表面には十分な線量が当たりません。

したがって、これを補正するために、皮膚の表面に約5ミリメートルの厚みの滅菌蒸留水や、滅菌生理食塩水などに浸したガーゼを当てて照射することが行われます。

その水溶液の代わりに、消毒用のオキシドールを用いれば感染防止という点で、理にかなっているし一石二鳥だと思ったんです。

そこで、表面に露出した進行再発がんに対しては、オキシドールを浸したガーゼを、水に浸したガーゼの代わりに用いることにしました。

オキシドールを含んだガーゼを当てて、ふわっともみ込む。オキシドールがしみ込んだところで、そこに放射線治療を行うことで、がん組織はキチンと消えました。きれいに消えるまで約3カ月。

オキシドールで抗酸化酵素が失活化、がん組織はリンパ球と同じような状態になり、放射線治療がダイレクトに効いたのです。

これが新しい「酵素標的・増感放射線療法」の起源となり、《コータック1》が誕生した、記念すべき瞬間だったのです。

高知大学医学部倫理委員会の承認を得る

'06年4月、コータック1は、

「表面に露出した局所進行がんに対して過酸化水素水の放射線増感作用を利用した放射線治療」

として、高知大学医学部倫理委員会の承認を得ました。

この方法では、表面に露出した局所進行がんに対して、オキシドールを浸したガーゼを当てて、がんの表面を覆うようにして使用し、数分間、軽くマッサージするものです。

紹介が遅れましたが、私が名づけたこの療法は、コータック。

アルファベットでＫＯＲＴＵＣとなります。

「Kochi Oxydol-Radiation Therapy for Unresectable Carcinomas」の頭文字をそれぞれ当てたものなのですが、この初期の段階では、先述しました右足の再発・局所進行の悪性黒色腫が１例、悪性線維性組織球腫と外陰部パジェット病（表皮内がんの一種）の１例ずつの計３例をまず臨床研究の第１弾として成功することができました。

ここでは特筆すべき副作用や重大な容体変化はありませんでした。

せいぜい、軽度の皮膚・粘膜炎だったのです。

そして出血を伴う右鼠径部《そけいぶ》の局所進行皮膚扁平上皮がん、再発・局所進行頸部皮膚がんの１例ずつにも大きな効果を示しました。

しかし、スタートしたばかりでどのような事態が起きるかは、つねに「悪いほう」の予測もしながら大事を取って進めなければいけません。

コータック1は、がん組織に強い攻撃力を持つものですので、皮膚炎に罹患《りかん》することも想定し、放射線治療を開始した患者さんには同時に皮膚科も受診してもらうようにして進めていました。

コータック1は、放射線照射時に、患部にオキシドールに浸したガーゼを当てるという、日常診療レベルの簡単な方法なので、これまでに全国で約200人以上の患者さんに行われています。

「薬価が安すぎて、臨床治験に至らない無念」

内部のがんにも対応できる「注射式コータック」（コータック2）

コータックの研究を進めるのと同時に、将来の薬品化をにらんで、論文提出の前段階から特許の取得を目指しました。

それと同時にある製薬会社の担当者に臨床治験（医薬品として製造や承認を厚生労働省から得るために人体に行う臨床試験）を打診したのですが、答えはこうです。

「オキシドールとヒアルロン酸で特許を取得しても、単価が３００円に満たないので商売にならないですよ、研究費用の分だけ赤字が出る算段です」

と断られます。

これを皮切りに、製薬会社50社以上に〝営業〟をかけましたが、軒並み同じ回答でした。

特許は取っておこうと、高知大医学部の法務面を担当している弁理士の中野睦子先生に相談のうえ、実験を重ね、データを提出しました。

そして、最初に特許を取得できたのは3年後の'09年のことでした。

その後、日本をはじめ、イギリス、フランス、ドイツ、中国、カナダ、オーストラリアと順に特許を取得し、'18年にようやくアメリカでも取得できました。

ヒアルロン酸+コータックで痛みを緩和

さて、コータック1を発明した直後、研究面で大変だったのは、臨床研究するといっても、人体なので、〝万が一〟は絶対にあってはいけないことです。

それと新たな課題が見えてきました。

がん組織が露出していないがんに対しては、コータック1のようにオキシドールを含有ガーゼを当てることができません。

よって、体の中にあるがん組織に向かってコータックの薬剤を注射する必要性があるのです。

細胞の実験、マウスでの実験など、繰り返していったんですね。

マウスの実験は、過酸化水素水の注入による生体の安全性を確認するものでしたが、注射と同時に、マウスが暴れ、疼痛《とうつう》を起こしていることが確認できました。

過酸化水素水は、3％の濃度のものが、私たちがなじみのある消毒液、オキシドールです。

膝を擦りむいたときに、オキシドールを傷につけると、ジュワッと泡が噴き出しますが、これが、発生する酸素です。

同時に、ピリピリッとした小さな痛みを感じた記憶がありませんでしょうか？

これが、オキシドール、つまり過酸化水素水が皮膚に当たったときの痛みです。

大きくて頑固ながん組織を撲滅するには、その痛みが数倍にもなって伴われると考えると、緩和策を打たなければコータックは汎用性を持つことはできません。

そこで次の段階としてはまず、痛みを緩和させる方法を確立することが大事でした。

加えて、オキシドールという液体をがん組織に少しでも長く滞留させなければなりませ

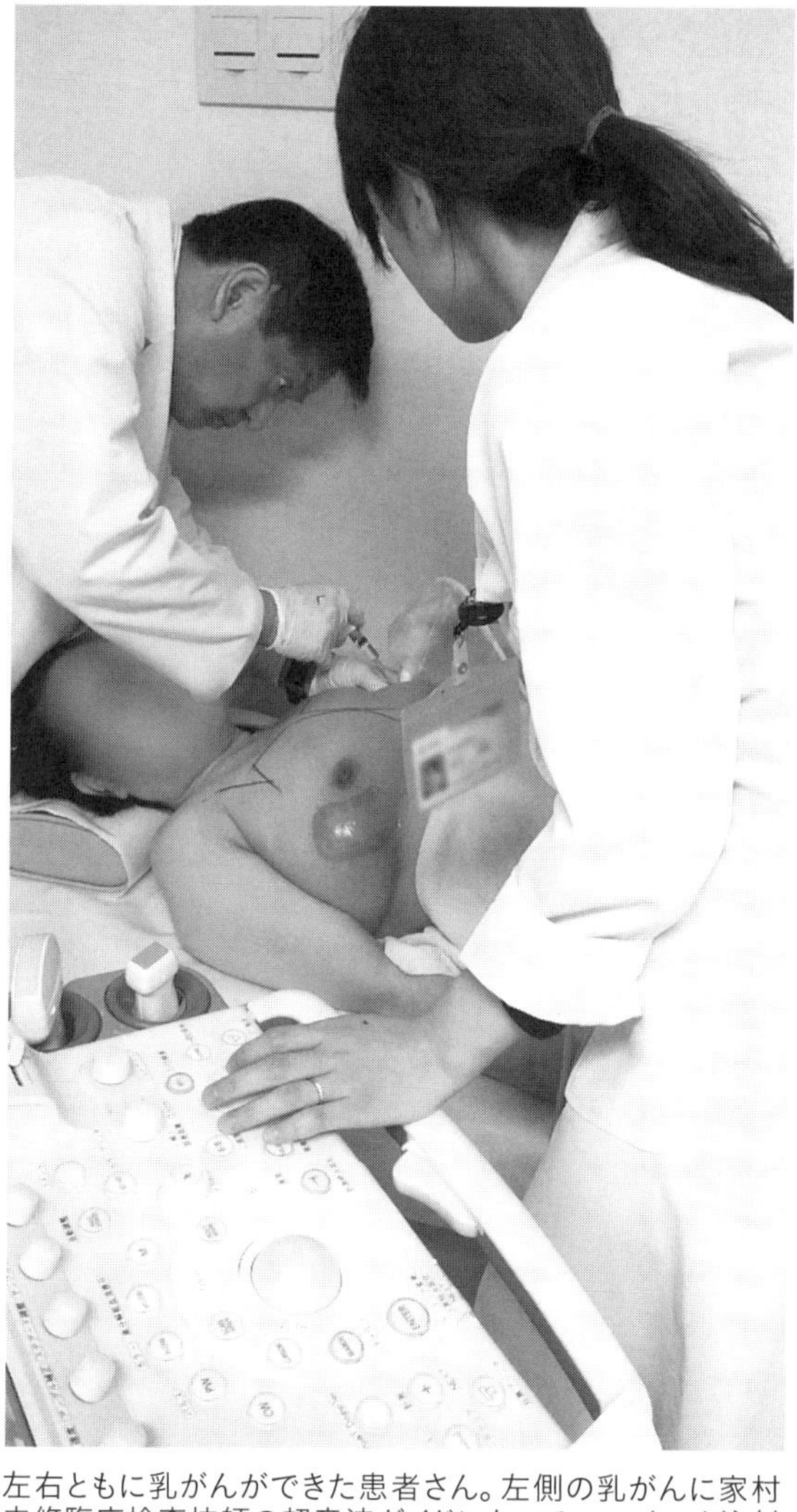

左右ともに乳がんができた患者さん。左側の乳がんに家村未悠臨床検査技師の超音波ガイドによって、コータック注射をする小川医師（神戸低侵襲がん医療センターにて）

ん。

狙いは、過酸化水素水を一定時間滞留させることです。

マウスの実験では、ゼラチンやリポソーム、グリセオール、そしてヒアルロン酸などを用いて、混合液をつくり、注射しました。

その結果、なかでもヒアルロン酸ナトリウムが最も適しているとわかりました。

この研究は、当時、高知大学放射線科の若手であった、都築和宏医師や植博信医師および博士課程の大学院生であった徳廣志保さん、明間陵さんとともに行いました。

これを用いた臨床研究が高知大学医学部倫理委員会に承認されたのは、コータック1の承認から約半年後の'06年10月のこと。

臨床研究のタイトルは、

《低濃度の過酸化水素水とヒアルロン酸を含有する放射線増感剤の腫瘍内局注による増感・放射線療法／化学療法——皮膚や骨・軟部組織、乳房などの局所進行がんおよび転移リンパ節に対して》

というものでした。

すなわち、オキシドールの刺激や疼痛を軽減し、人体に注射しても安全で、かつオキシドールの分解を遅延、抑制してがんの局所に一定時間、滞留させて酸素分圧を保持し、放射線増感効果を有効に発揮させるという必要性を満たすものです。

その方法を開発・確立したのが、コータック1に続く、新しい酵素標的・増感放射線療法。それが「オキシドール×ヒアルロン酸」という新コラボレーション「コータック2」だったんです。

「コータックと、前もっての抗がん剤を併せたのが「王道の治療」」

副作用が出ないように万全の注意を

ヒアルロン酸は、過酸化水素水でその分子が切断され、粘稠《ねんちゅう》性（ねばりけ）が低下してしまうので、このコータック2はその状態を保ったままの保管はできません。

そのつど、混ぜ合わせて使用する必要があるのですが、これを注射キットとして開発するのが現在の課題です。しかし、それは比較的簡単なことです。

高知大学では、附属病院薬剤部の宮村充彦教授と小野川雅英副部長（当時）のご支援で、オキシドールを無菌的に0・6ミリリットルずつの小分けのバイアル入りにしていただいており、1％のヒアルロン酸ナトリウム2・5ミリリットルと注射容器内で混ぜ合わせることで、混合液を完成します。

補足しますと、注射の際の疼痛を緩和するために、コータック2の溶液に1％のキシロカイン（局所麻酔薬）を0・5ミリリットル程度、混入して使用する方法もありますが、キシロカインアレルギーの有無を患者さんに確認できてからでないと、使用できません。

もう1つ付け加えますと、コータック2の注射の際に最も注意すべき点は、大きな血管内への増感剤の直接注入は避けなければいけないということです。

なぜならば、増感剤の過酸化水素が血管内の白血球や赤血球のペルオキシダーゼによって急速に分解し、酸素が発生して、血管内に塞栓を起こす恐れがあるからなんです。

コータックだけでも直径15センチの乳がんが消えた

コータック1、2を開発したこの時期、1期、2期乳がん患者に施したコータック治療は72例で、その後の5年生存率100％、その後に乳がんがない状態にある無病生存率…97・1％、放射線を照射した場所での再発がない局所制御率…97・1％、見た目をきれいに保つ整容性良好…86・1％でした。

作家の藤原緋沙子先生（3章で紹介）は、初期の被験者さんでしたが、この72例には数えていないんです。

というのは、藤原先生のがんはステージ3期Bという胸骨傍リンパ節に転移した大きな乳がんだったからです。

1〜2回目の抗がん剤では縮まなかったがんを、3回目からコータック治療の注射を併用することによって縮小させて、放射線治療へと進んだんです。

すると、まったくがん組織が消失していました。

この藤原先生の例のように、抗がん剤、放射線と順番に治療する場合もあります。

単なる放射線治療だけではゼロになり切れないがんが、先にコータック注射をすることで弱まり、放射線は通常の量でもがんを死滅させることができる。

コータックの治療の入口は「乳がん」でしたが、新しく乳がんにかかる方は年間で10万人もいらっしゃいますし、女性の放射線治療の約半数は乳がんです。

私は、高知大学では200人のがん患者さんにコータック2を行いました。'14年4月から兵庫県立加古川医療センターで院長を務めておりましたが、'18年の4月に高知総合リハビリテーション病院（常仁会グループ、種子田吉郎理事長、田島幸一名誉院長、明神正典事務長代行）に転じるまで、神戸低侵襲がん医療センターでコータック2を50人に行いました。

ここでは次のページの写真のような、直径15センチの大きさのがんを治しています。この患者さんは当時66歳の女性。炎症性乳がんで腋窩、鎖骨窩リンパ節に転移がありましたが、手術を拒否され、また、抗がん剤に対する嫌悪がある方でした。前の病院では外科手術と抗がん剤治療を拒んでいました。

私はコータックに自信を持っていますし、それだけでがんを消失させることも可能なのですが、目に見えないがんがほんの少しでも残っていたら、再発や転移の原因になってしまいます。

局所治療であるコータックと併せて前もって全身療法の抗がん剤投与をするのが、いちばん確実で王道の治療法だと考えています。

ただ、まれにこの方のような患者さんはいらっしゃるので、この場合はコータック2だけで治療をしました。

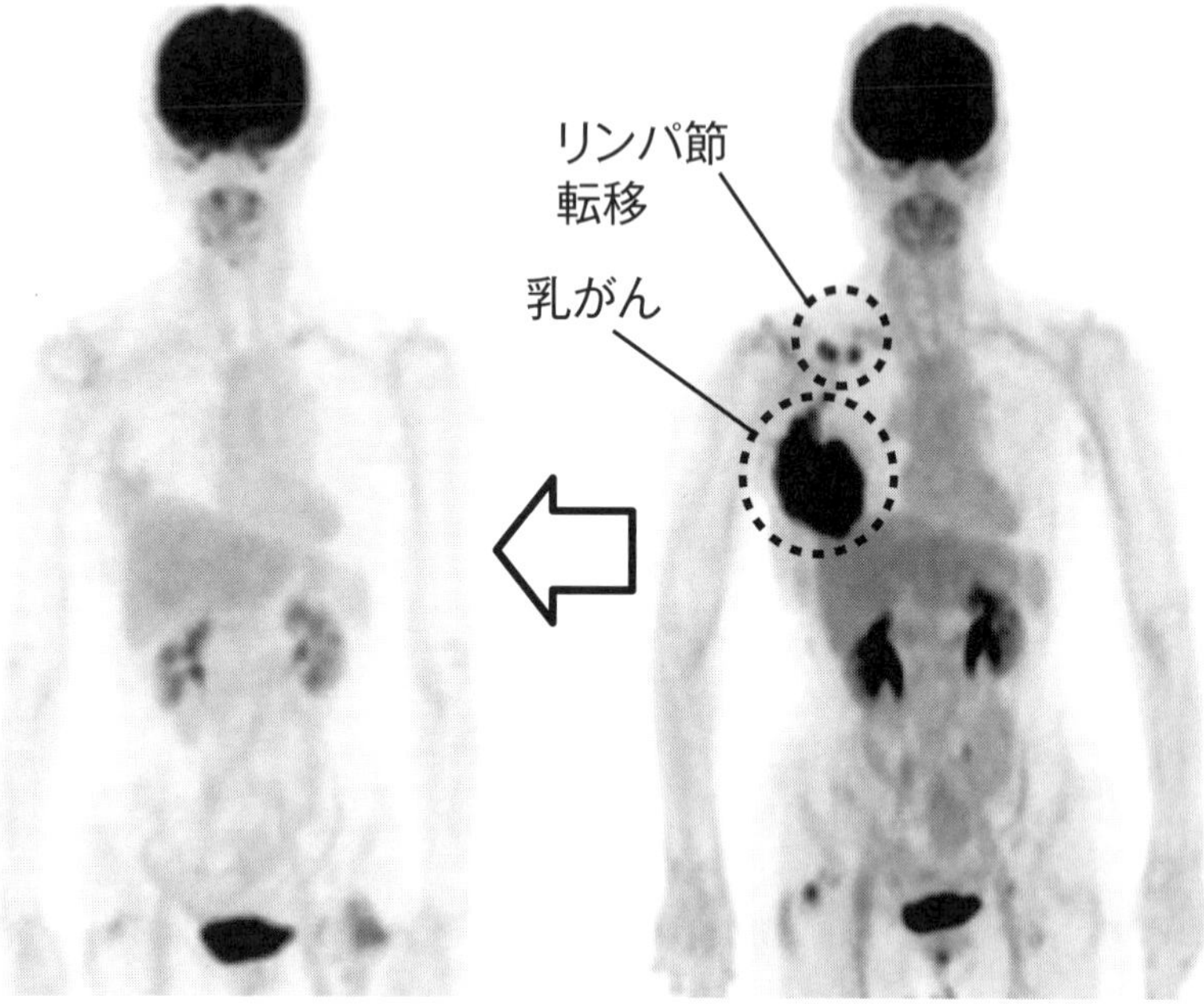

右胸に直径15センチの炎症性乳がんと腋窩、鎖骨窩
リンパ節に転移があった(向かって右写真)。コータ
ック治療2カ月後でがんが消失(向かって左写真)

放射線を週に5回で5週間、合間に5回コータック注射を行いました。治療期間は約5週間、その後2カ月で前ページ写真のようにがんが消失しました。

がん免疫療法を超える効果

このように、乳がんで成果を残すことから始めましたし、実際に結果は順調に出ていますので、ほかの部位のがんにも適用は広がることが期待できます。

名古屋市立大学の芝本雄太先生は、以前にほかの医療機関で放射線治療を行った卵巣がん患者さんにコータックを行いました。

一度放射線を当てている患者さんには、被曝《ひばく》の問題があるので少量の放射線しか当てられません。しかしその少量の放射線で前の治療では消えなかったがんが消失したのです。大規模な臨床治験が行えなかったコータックにおいてただの放射線治療との貴重な比較例で、効果が証明できるものだと思います。

骨にがんが転移したケースもあります。

長崎県島原病院の小幡史郎先生のコータックです。

60歳代の男性に再発性の巨大な直腸がんが見つかりました。骨盤中央に腫瘤《しゅりゅう》性の病変が見つかり、仙骨、尾骨、右座骨を破壊・浸潤して日常生活が困難なほど、つらい状態でした。

痛みを除くために小幡先生のところに紹介されて来たそうで、当初は緩和治療を目的に放射線治療を行う予定でした。

しかし、痛み以外、患者さん本人は元気だったのでコータック治療が合うだろうと治療を始め、その後、抗がん剤治療も併用しました。するとがんは1年ほどで劇的に縮小し、骨も再生されました。

治療から4年たちますが、仕事の農業に復帰するなど、元気になっています。

このようにコータックはがん組織が塊になっている固形がんでありさえすれば、どこの部位のがんでも消失させることが可能です。

通常の放射線治療では酸素が欠乏することで効き目が3分の1になってしまうのを、コータックでは、がん細胞にアポトーシス（自己融解・細胞の自殺）を起こさせます。放射線の効果を100％にし、かつ、ほとんど副作用がない治療法です。

ノーベル賞を受賞した発明とそこから生まれたがん免疫療法があります。

その免疫チェックポイント阻害剤の代表となったオプジーボは、特定の末期がんに効く画期的な薬です。しかしその高価な薬が、わずか2～3割の人にしか効かないといわれています。

盟友である長崎県島原病院の小幡史郎医師などは、

「やはりコータックは、ノーベル賞クラスの発明ですよ！」

と真顔で言ってくださっているんです。

3章

患者さんによるコータック治癒体験談

「リンパ節に転移した局所進行乳がんが完治し、12年間薬いらず」

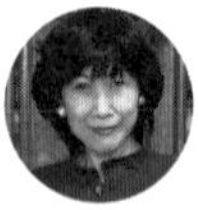

治癒体験談❶ 乳がん

作家 藤原緋沙子さん

ふじわら ひさこ 高知県生まれ。立命館大学卒業。小松左京氏主宰「創翔塾」出身。文庫書下ろし時代小説で絶大な人気を誇り、著者の代表的シリーズとして『隅田川御用帳』（光文社文庫）、『藍染袴お匙帖』（双葉文庫）、『橋廻り同心・平七郎控』（祥伝社文庫）、『切絵図屋清七』（文春文庫）、『秘め事おたつ』（幻冬舎時代小説文庫）などがある。また、『番神の梅』（徳間文庫）、『恋の櫛 人情江戸彩時記』『茶筅の旗』（新潮文庫）などシリーズ以外の作品も人気を博している。綿密な調査に裏打ちされたデータに基づいて丁寧に紡いだストーリーには定評がある。

歴史時代小説家の藤原緋沙子さんは、50代で乳がんの「ステージ3B」を経験した。右乳房の原発がんから、右傍胸骨のリンパ節への転移も認められるものだったが、それを救ったのが、コータック治療であった。

この「オキシドール＋ヒアルロン酸」という組み合わせの、まだ黎明《れいめい》期の妙薬による注射の後、まずは「抗がん剤」治療から始めた藤原さん。2回目のトライあたりから、その治療効果は如実に表れはじめた。そして……。

いまから12年前に起きた〝奇跡〟を、人気作家が初めて振り返った。

私を救った小川先生の確かな腕、そして揺るぎない信念

「命の期間はどれくらい？」という問いに、ある医師は答えなかった

’07年1月、59歳のときのことでした。

長年、お世話になっているハウスキーパーさんが、急に「休暇をもらいたい」と言ってきたんですね。

なんでも、胸にしこりがあって、それが気になるので検査をしたいということでした。

私はというと、若いころは「乳がん検診」のうちの「マンモグラフィー」を何度かしたことがあったんですが、50代になると、もう長いことしていなかったのを思い出しました。

というのは、その年の夏前くらいから、なんだか体が疲れやすく、ひどい肩こりがあったんです。

「無理してるのかな」とか、「五十肩だぁ」なんて思っていたんですが、

「ちょっと乳房が重たいな」

という感覚は、後で思えばありました。

かかりつけの近所の医師に「乳がんじゃないかしら?」と聞いたのですが、触診だけで「大丈夫です」という。

でも、私自身は「おかしいな」と思いつつ、光文社さんで出版する作品が脱稿したタイミングで、産婦人科に行きました。

触診では「乳腺炎でしょう」と。

でも念のため、エコーとマンモグラフィーで調べてみると、

「がんです、2センチありますね」

との診断でした。

しかし、とても1つの診断だけでは信じられず、あと2カ所、検査に行きました。

検査で針を何度も刺しているうちに、結果的に言うと、しこりが大きくなっていたんですが、そのときはまだ気づきませんでした。

そうこうしているうちに、知人が、乳がんで有名なある大学病院の先生にコンタクトしてくれて、診てもらいましたら「けっこうひどくなっている」とのことです。

骨シンチグラフィー（骨への転移の有無の検査）では「骨は大丈夫」ということでした。

その先生は、このときこうおっしゃったのです。

「まず抗がん剤治療をして、その後に手術か、もしくは逆に手術の後に抗がん剤治療をするか、どちらでも効果は同じです」

がんのレベルはそのとき、2センチから3センチくらいに大きくなっていたと思います。

ステージでは「2B」と言われたんですが、恐ろしくなった私が、

「命はどれくらいありますか？　3年くらいですか？」

と聞きましたら、先生がハハッと笑った。

私は、「ああ、言えないくらいのひどさなんだ」と思っていたんです。

深夜12時の小川先生からの電話

そこから、急転直下、小川先生のところまでたどり着くことになります。

手術日に決まった2月のある日の前夜、高知の友人から紹介された小川先生から、夜12

時ごろにお電話をいただきました。

友達や友達のご主人が小川先生に何度もお電話を差し上げて、私のことを話してくださったことと、私ももしやとお電話をしたことで、講演先から先生がお電話をくださったのです。ご多忙でお疲れだったと思うのですが、先生は快く、

「事情はわかりました。私が発明したコータックという治療がありますので、やってみませんか？」

とおっしゃったのです。30分ほどの電話の後、深夜でしたが起きていてくれた夫に話しました。

夫が言うには、

「これは神の啓示かもしれないよ」

と。

それで、不躾《ぶしつけ》ながら〝藁《わら》にも縋《すが》る思い〟で、夜1時くらいに折り返し電話をして、コータック治療のお願いをしたんです。

先生の治療を受けている患者さんは皆、明るかった

「藤原さん、がんが消えています」

その翌日にはすぐ、高知大学医学部附属病院に飛び、まずは精密検査をしました。

右脇リンパ節に転移が1つ、右胸骨リンパ節に転移が1つで、いわゆるステージで表すと「3B」でした。これは衝撃でした……。

大きさも結局、当初、がんと診断された2センチが、大きくなって5センチを超えていました。

さらに「トリプル・ネガティブ」（3つの陰性・エストロゲン受容体陰性、プロゲステロン受容体陰性、HER2陰性を持ち、薬が効きにくい）の状態で、3年で生死が決まる状態だったんです。

そんな〝大敵〟を前に、震えあがる思いだった私に冷静さを保たせてくれたのは、ひとえに小川先生の経験則と確かな腕、そして揺るぎない信念でした。

3月中ごろに、最初のコータック注入と抗がん剤治療をしました。3月22日、小川先生が記した最初の治療の記録が残っています。

《治療効果が出ています、主要病変は、最大径19ミリに縮小しました。前回、MRIで明らかに認められたコリンピーク（がん細胞の密度を示す数値）も消失しています》

4月中ごろには、がんのマーカーが健常者と同じ数値になっていました。結局、5月中ごろの3回目まで続けました。

5月30日の検査では、驚くべき結果を伝えられるのです。

「藤原さん、がんが消失しています」

と先生がおっしゃるのです。

リンパ節のものも同様に「消失」。しかも、骨や肺転移はないのだと。ものすごくうれしくて、光が見えた瞬間でした。

ほかの種類の抗がん剤治療もするつもりで、当初は先生と話していたんですが、「必要なし」となって、今度はコータック2をプラスして、放射線治療を続けました。

がん組織を目がけて注射し、胸をかすめるように斜めに放射線を当てます。

そして、その年の12月には、とうとう、「積極的再発をうかがわせる兆候なし」

私は「再発の恐れがあるくらいなら、切除してもいいですから」と申し上げたんですが、先生は頑固で、

「だから、もう切らなくていいんですから！」

と力強い口調でおっしゃいます。

作家の私がそう言ってはいけませんが、がんの患者さんは、言葉で表現できないほどの落ち込みようで病院を訪れます。

私は特に、高知入りの時点では、さらにがんが大きくなっていて、不安が募るばかりでした。

しかし、2回目の診察のとき先生が明るくおっしゃった「治しましょうね！」という力強い言葉に、私はすごく救われました。

いま振り返ってみると、とにかく先生の治療を受けている患者さんは皆、明るかったんです。

高知大学医学部附属病院放射線科に通っていた患者さん同士には、いつも笑いがあって明るい会話が飛び交っていたんです。みんな、先生に全幅の信頼を寄せていて、実績もあるからこその光景だったと思います。

抗がん剤の量も少なくて済んだ

その後の経過ですが、至って平穏です。

'18年11月の検査では、先生は、

「あなたが悪いところは、強いて言えばちょっと骨密度が低くなっているくらいです」

と笑っておっしゃったくらいです（笑）。

がんになる前は、がんは「切ってしまえば大丈夫」というくらいの認識でしたが、実際がんになっていろいろ耳年増になってみると、ステージ1くらいの状態でも切れば再発しないかと言えば、そうでもない。

小川先生とコータックに出会えた私は、幸運でした。

抗がん剤は、体重によって投与する量が決まるそうですが、私は許容量の60～70％以下しか入れていなかったんです。

放射線治療も、「少ししんどいかな」とは思いましたけれど、それがつらくてたまらないほどではありませんでしたし、食事もふだんどおりできました。

よく体重が激減するといいますけれど、治療した1年間で3キロも増えたんです（笑）。

末期の肝臓がんも完治

同時期に入院していた末期の肝臓がんで「余命数カ月」と宣告されて、もうあきらめていた人がいました。

その方は、ほかの病院で死を宣告されて、高知大に移って来た方なんですが、小川先生はその方のがん患部の部分にCTで確認しながらコータックを注射。その後、放射線を併用し、完治したそうです。

その方とはずっとお年賀をやりとりしているんですよ。

私はコータック治療の臨床研究の6例目、乳がんで2〜3例目でした。それが、いまは被験者数が1千人を超えているといいますね。

まだ若くて、乳房を切除するのが「どうしてもイヤだ」と思う方などは、コータックが適した治療法だと思います。

50〜60代以上の方も乳がんが気になると思いますが、コータック治療は、お金はそんなにかかりません。

そして、副作用が少ないなど、安心して受けられます。

がんは3大死因の1つとはいえ、治療を受けた内容、つまり、何を選択したかによって、予後が決まってしまうことがほとんどなので、最初を間違えないことです。

切除手術すればそれで大丈夫かというと、切除して取り残したところや、肝臓や肺へのミクロの転移が大きくなることもあります。

いったん治療をやめた後、抗がん剤をまたやる人もいます。

コータック治療では、トリプルネガティブだった私がその後、いっさい、治療を受けていないんです。現在にわたって、薬も出ていないのですから。

「ステージ4の卵巣がんが小さくなって2年後には結婚も」

治癒体験談❷ 卵巣がん

Aさん（1963年、名古屋市生まれ）

再発を何度も繰り返して

私は、卵巣がんを原発として、何度もがん発症を経験してきました。

いちばん最初は、子宮頸《けい》がんの高度異形成が、当時、勤めていた会社の検診でわかりました。

これはがんの前段階ということでしたので、愛知県がんセンター中央病院で簡単な手術（円錐《えんすい》切除）をしました。

これが、'10年5月のことです。

「がんの前にわかってよかったね」という感覚でした。

その後、8月に検診に行き、以後1年ごとに検診していました。

'12年8月に定期検診に行ったところ、担当の先生が、「卵巣を診ておこう」ということで、エコーをかけられました。

そのとき「ちょっと変だな」という先生の判断で数日後、CTスキャンを受けました。

結果は「卵巣がん」で、腫瘍の大きさは6センチくらい。

すでに腹水がありましたし、卵巣以外に広がっている恐れがあるとのこと。

腸に散っている恐れはあるけれど、手術してみないとわからないので「ステージ2」だという診断でした。

自覚症状が乏しいのが卵巣がんの特徴ですので、ここで発見したのはラッキーでした。

8月31日に左右の卵巣、子宮、卵管、骨盤内のリンパ節を切除手術しました。

手術後に病理検査をしましたら、実際はリンパ節にも転移がありましたので、遠隔転移がある状態、実質「ステージ3C」でした。

その後、9月末に退院し、10月から抗がん剤治療を1クール行い、'13年2月までかかりました。

'13年秋、左脇のリンパ節に2センチくらい転移が見つかり、'14年1月に切除手術。

シンプルな方法で副作用もないので安心できるものだった

同年春におへその下にしこりができて、マーカーの数値も上がりましたが、漢方なども試していたので、経過観察することにしました。

しかしさすがにおなかのところ……おへその下のしこりが大きくなり、'14年9月に切除しました。

さらに'15年2月には、鼠径部（足の付け根）の左右のリンパ節に転移しまして、同年の暮れ近くには左4センチ、右5センチ強となり、完全に「ステージ4」の状態になったのです。

がんセンターではもう、その時点で「緩和治療」の段階とのことで、'16年初頭に放射線を40Gy《グレイ》（4Gy×10）当てました。

そのとき免疫細胞療法を併用したら、左の腫瘍がなくなりましたが、右の腫瘍はかなり小さくなったものの、残りました。

しかし右がその後、活動が再開して大きくなり、マーカー数値が上がりました。同じ箇所に2回、放射線を当てることは、ダメージを考えてふつうありませんが、名古屋市立大学病院の芝本雄太先生のところでやってくださるとのことでした。

そして、40Gy（2Gy×20）の放射線治療と、コータックを処置したんです。すると、放射線を照射しているあいだに、左右で3センチ以上の瘤《こぶ》のようにボコッと盛り上がっていたがんが、小さくなっていたんです。

コータックに関しては、「過酸化水素とヒアルロン酸を入れて、活性酸素を発生させることで放射線治療の効果を上げる」と先生に言われていました。

私は「うさんくさい」などと思うことはなく、逆にシンプルな構造だからこそ、いいなと思いました。

というのは、私にとって抗がん剤は、ものすごく副作用があって合わないようでしたし、それに比べれば、コータックの成分は過酸化水素という、もともと体にあるものなので、安全だと思いました。

私にとって、コータックは安心できるものだったのです。

早く保険適用されて普及してほしい

コータックの注射はトータルで7回やりましたが、週2回ずつ入れました。

注射は、針を刺すときちょっと痛かったんですが、念のために用意してもらった点滴をしたくらいで、あとは副作用もありませんでした。

現在は、がんは残存状態で眠っていて、縮んで動いていない状態で、いわゆる跡形のようになっています。

大きさでいえば、2センチくらいあると思いますが、その後、月1回の検査をすること2年半、今日まで大きくなっていません。

いまはずいぶんと元気になって、おかげさまで'18年には結婚して、主婦として元気に暮らしています。

あのころは生きるのが精いっぱいでした。毎年、再発している状態でしたので、心が折れそうになった。

いま、主婦業をやれているのが幸せです。

コータックは、私にとっては今日まで再発がないので、ありがたい治療だと思います。

安全性については、私の経験では問題ありませんでしたし、保険適用されてしかるべきです。

コータックに巡り合えて、とてもありがたかったんです。

いま、苦しんでいらっしゃるほかの方にもその存在を知っていただきたい。

より広く使っていけるためには、早く保険適用されて普及してほしいですね。

「小川先生の、痛みを伴わないがん治療を追求してきた熱い思いに救われました」

治癒体験談❸ 乳がん

Bさん（1949年、兵庫県姫路市生まれ）

コータックの痛みは、注射によるものだけ

私は15年以上、土地家屋調査士をしています。

司法書士は、登記簿の権利欄を受け持ちますが、私がしている土地家屋調査士は、土地の状態や様子を登記簿に記す仕事です。

現在、一人暮らしです。

'14年3月のことでした。半日人間ドックを受診したところ、「要検査」という結果が出ました。

しかし、それ以前の5年ほど前にも、同じような結果が出ていましたが、再検査した結果は、「石灰化しているだけ」でした。

今回も「また同じことだろうな」と安心して、放っておいてしまったんですね。

私の家系は、それまでに祖母、伯母、母、そして後に、妹ががんで亡くなっています。いわゆる、典型的な「がん家系」だったので、本当は即、詳しい検査をすべきだったのですが……。

しかし仕事が忙しく、放置してしまったんですね。

そして、その年の12月によくない兆候が表れました。

右の乳房の脇のほうに、何か、突っ張るような感じがあり、それが気になりだしたんですね。

痛みはありましたが、しこりはなかったんです。

そして、姫路医療センターで触診、エックス線などで再検査すると、「乳がん」で「ステージ2B」と言われました。

その後に生検もしました。

「まず、いまの日本の標準治療もそうですが、当院では、抗がん剤でがんを小さくして、全摘する流れしかないんです」

と乳腺外科の先生がおっしゃいます。

イヤでイヤで、そこで、もう涙が出ました。

65歳でまだまだ現役バリバリで働ける年齢だし、体力にも自信がありました。なんとか、切らずに治す方法はないのかとあらためて先生に尋ねましたが、やはり方法はないと。

そしてセカンドオピニオンも求めましたが、同じ結果。

そして仕方なく、'15年1月から注射による抗がん剤治療を受けました。

新聞記事で偶然見つけたコータック

「こんな記事が出とるで」

そんなときです。当時80代後半になっていた父が、『神戸新聞』に気になる記事の見出しを見つけました。

《オキシドールで乳がん治療　兵庫の病院長が新手法、1回数百円》

同年4月8日付の朝刊です。

それが小川先生の開発したコータックの記事でした。

《兵庫県立加古川医療センター（加古川市）の小川恭弘院長（62＝当時）が、過酸化水素（オキシドール）を使って効果を高める放射線治療法を開発し、国内外での普及を目指している。

放射線治療の効果を妨げる酵素を抑える仕組みで、切除手術が不要なことから、主に乳房が温存できる乳がん治療として広がりつつある。

県内でも神戸低侵襲がん医療センター（神戸市中央区）で昨年（＝当時）から開始。今後は臨床試験（治験）を実施し、公的医療保険の適用を目指す》

私はすぐに、神戸低侵襲がん医療センターに電話しました。

「いま治療を受けている先生にお話しして、来てもらったらいいですよ」

という医療スタッフの方の返答でした。

そのときはうれしかったです。もう、それ以外治療方法はないのだと思いました。

小川先生の自信のある表情が印象的だった

その年の6月に入院し、放射線治療を始めました。

週2回、計30回、放射線を照射しまして、並行してコータックを7月6日から計6回、注射しました。いわゆるコータック2を処置してもらいました。

コータック注射の前に、小川先生に初めてお会いしたときのことを、ハッキリと覚えています。

柔和な感じの笑みを浮かべて、温かみのある声で、

「コータック治療を心配しなくてもいいですよ、安心してください」

とおっしゃいましたが、小川先生の自信のある表情をハッキリと覚えています。それはとても印象的でした。

痛いのは注射のときだけ

抗がん剤の副作用は2〜3回目で食欲の減退がありました。ほかは、放射線治療も含めて、取り立てて大きな副作用はなかったです。

まあ、髪の毛は3回目の抗がん剤治療ですべて抜けたのがショックでしたが。

ウイッグは最初に、買っておきましたので、慌てはしませんでしたがね。

それはそうと、コータックでは副作用はありませんでしたが、毎回、注射する針が、チクッと痛みましたが……あっ、それは当たり前か（笑）。

6月17日から7月末まで1カ月ちょっと、神戸で入院生活をし、その後、加古川と神戸で通院治療を受けました。

主治医の先生が、

「がんは小さくなっています」

とおっしゃいました。

小川先生は、その後、兵庫県立加古川医療センターでの診察のとき、

「空っぽになった蜂の巣の状態ですよ」

とおっしゃってくれました。

その後は、ＭＲＩとＣＴで経過観察をしていました。

現在までに転移も再発もなく、検査は、最初は3カ月に1度、その後、'17年あたりから、半年に1度でよくなりました。

退院後には勤務している時間を増やすことができ、がんが発症する以前と比べても、仕事も日常生活も遜色なくできるくらい回復してきました。

日本でもっと広まって、多くの人を救ってほしい

小川先生が、痛みを伴わないがん治療を追求し研究されてきたのを、兵庫でも伝えたいという熱い思いが新聞に載り、目に留まりました。

その後も研究を続けられ、いまはイギリスでチャールズ皇太子が理事長を務める病院で採用されているんです。

ぜひとも日本でも認められて、多くの人を救ってほしい。

乳房温存をあきらめて、泣く泣く切除する方が多い現状があります。

「生きること」をあきらめてしまう方もいる。

まず、気持ちが大事であることはいうまでもありませんが、その気持ちを強くしてくれるるのは、コータックのような希望の持てる治療法です。

小川先生とコータック、そして、『神戸新聞』の記事を教えてくれた、いまは亡き父('17年1月に90歳で死去)に感謝したいです。

人間、いつがんになるかわかりません。

それは私が実感していますが、この本を読まれている方も、検査だけは欠かさずすることが大事だと思うんです。

政府ももっともっと、コータックのように安くできる治療が広く受けられるよう、体制を整えてほしい。

これはどうしても最後に強調しておきたいことです。

「ステージもどこからの転移かもわからないがんがよくなったのは、先生の言うことを聞いたから」

治癒体験談❹原発不明がん

Cさん・男性（1942年、長野県生まれ）

根治目的ではなく、緩和治療しかできない

ワシは、5歳下の妻（1947年生まれ）と2人で暮らしており、子どもは離れて住んでおります。

'14年の1月のことでした。

「最近、体調がしんどいな、なんや、おかしいな」と思いまして。

確かに、右の喉のリンパ節あたりが腫れてきていて、痛みがあったんです。

それで近所のかかりつけ医院に行ったら、先生が、

「これはあかん、すぐに詳しい検査を」

とのことで、ワシは大阪医科大学に向かったんです。

そこからは通院で、何度も何度も検査し、CTや全身の写真を撮ったり、生検もして……何度も。

そして「悪性のがん」ですと——。

同年の3月に入院したんです。

大阪医大では、点滴の抗がん剤と、放射線の治療をするということを言われました。

抗がん剤は入院後、計4回、放射線は計20回、ほとんど毎日しました。

そのうちに、新保大樹先生から言われたのは、

「放射線がぜんぜん効いていない様子なんです。どうしましょうか？」

そして、先生はこう続けたんです。

「低濃度の過酸化水素とヒアルロン酸を混ぜる薬でコータックというものがあるんですが、いかがでしょうか？」

ワシはなんや、まったくわかりませんので、

「はあ、先生にお任せしますわ」

とお任せすることにしました。

というのは、ワシは「原発不明がん」という診断やったんです。

つまり、どこからの「転移なのかどうか」や、がんの「ステージ」もわからないし、

「治るのは難しい」と言われていたんです。

早い話が、根治目的ではなく、「緩和のための治療」と言われたんです。

そのとき、71歳でしたが「死ぬ」などとは思ってませんでした。

ただ、先生に言われているだけに、

「根治は難しいのかな」

というのがありましたが、ワシはなるべく前を向いて、

「症状を和らげながら、長く生きられればいいな」

と。

そこに新保先生の、例の過酸化水素とヒアルロン酸の薬の提案があったので、

「それに懸けてみるしかないな」

と気持ちを切り替えました。

それをなんと呼ぶんやった？

ゾーカン？　ああ、増感放射線やね。

コータくん？　そや、コータックや！

私は「増感放射線療法・コータック」に懸けることにしたんです。

よくなってから丸5年、再発がない

コータックをがんの患部に直接注射しました。

そのうえで、追加で15回の放射線照射を受けるわけ。

先生は、こう言ったかな。

「放射線治療は過酸化水素とヒアルロン酸を入れた後では、がんに格段に効くはずです」

そして放射線治療にプラスして、過酸化水素とヒアルロン酸、つまりはコータック注射を、行ったんです。

その後、ワシは血液検査をしても問題箇所はありません。

過酸化水素とヒアルロン酸のコータックを注射するときは、痛みもなく、苦になるようなものではなかったんです。

そして、コータックがいつの段階で効き始めたのかは、私にはわかりませんし、がんがいつなくなったのかもわかりません。

抗がん剤を点滴する内科医に次のように言われたのは、6月ごろでした。

「どうも、よくなっているよ」

その後は、半年に1回CTスキャンを撮り、丸5年、再発がない状態です。

それでも、がんは治らない人が多い

ときに、これも関係ないことですが、がんで入院しておったからな、知り合いのがん患者から、連絡が入るんや。

「何をして、何を食うてよくなった？」

とか、やたらにね。

ワシはそれを聞かれるのが、嫌なんや。

というのは、入院していた患者が1人、また1人と、亡くなっていくから。

それとか、仲間の「〇〇が死んだ」いう連絡が外から入ったり……。

マスコミや広告かなんかで「がんは治る病気です」とよくいいますが、実際、治らない人のほうが多いやんか。

そんななか、たまたまワシは、ようなっただけのことやんか。

ワシ本人は、新保先生に言われたこと、自分でやれることを、精いっぱいやってるだけやからな。

それで、ワシなんかは効いちゃったから、こないに体験談なんかを吐露したりして、ややこしうなっとるけど……。

まあ、それでも1つ、言えることがあるとすれば、

「先生の言うことを聞くしかない」

ということですね。

自分で勝手に調べて、ものすごい情報量を調べて、医者より詳しいような人もおるんよ、でも、そういう人は、言っちゃ悪いけど、治らんな……。

それはなあ、言うことを聞かへんもん、先生の言うことを。

結局、病気は先生が治すんや。

「ここで、バタバタしてもしゃあないやん」

という気持ちで、ワシはあのとき、新保先生にお任せしたんです。

そして、いま、先生には感謝しとります。

治してくれた先生とコータックに、感謝なんですわ、ワシは。

「切除するよりもコータックのほうが「根治治療」になる」

治癒体験談❺乳がん

Dさん（１９６４年、滋賀県生まれ）

切除しかないと言われ不満を

'16年5月ごろ、2年前からあった左の乳房の2センチくらいのしこりが気になって、検査することにしました。

それまで乳腺炎かなと思っていたんですが、痛みもなく「まさか乳がんではないだろうし」という思い込みで検査も受けていなかったので、そのタイミングで、京都府立医大系の病院でマンモグラフィーなどで検査しました。

すると、すぐにその場で生検をしまして、1週間後に、結果を聞くことになりました。

私は直接聞く勇気がなかったので、代理で行ってもらった主人が病院で「左乳房の浸潤性のがんです」と言われました。

でも、にわかに信じられず、紹介状を書いてもらい京都大学医学部附属病院腫瘍内科にセカンドオピニオンを求めました。

1カ月ほど検査したんですが、結果は同じで、医師からは性急に「切除手術しますか？」と聞かれました。

ステージも、どれくらいか聞いたんですが、その医師は明確にステージを言ってくれません。

「手術するなら話を先に進めます」というような雰囲気で、私は不満でした。

それで8月中旬、千葉県の亀田総合病院乳腺科にも行ってみたのですが、MRIなどを撮って、乳首のすぐ下に2センチくらいの腫瘍があるから、切除手術しかないと言われました。

「それしかないのかなあ……」

と思いましたが、乳がんの本などを読んでいて、外国では7割の人が放射線で治すという現実を知っていましたので、温存の方向でできる病院はないか、小さく切除する方法はないか、など、ネットで調べたり、気になる病院があったら電話したりしているうちに、2カ月くらい経過していました。

5つくらいの候補の中で、費用や通いやすさを考え、神戸低侵襲がん医療センターに一度、電話しました。

そこでのちに主治医になる藤井正彦医師（同理事長・病院長）が、

「ステージ2の段階ですね。じつは、当院で導入した乳がんの新治療法に『コータック』というのがあります」

と、言ってくれて、初めてコータックの存在を知りました。

私はその治療法がなんなのか詳しく知りたかったので、神戸まで行くことにしました。

そのとき現れたのが、（神戸低侵襲がん医療センターの理事も務める）小川先生です。

「患部にコータックの注射をすると放射線の効きが3倍になるんです」

と言われたんですが、主人と私も不安感がまだあり半信半疑でした。

でも、小川先生は、

「手術した場合と、コータック治療の5年生存率は90％以上で変わりません」と熱心な口調で言われたんです。

どうせ手術しても、その後にも放射線治療をするんだろうから、いいかなと、コータックの治療に懸けてみました。

乳がん切除手術は、いくつかの「乳がん患者会」にも連絡して聞いていたんですが、切除手術をした場合のほうがその後のメンテナンス（再建も含めて）が一生続き、患者の負担が大きいと聞きましたので、ためらったんです。

それと、切除しても再建しても、転移していたり、再発したりもあると。手術するよりむしろ、コータックのほうが「根治療法」になるのではないかと思ったんです。

12月初旬に治療を始め、藤井先生のところに通いました。

最初の週は放射線治療を月～金まで5日連続で行いました。1日5分くらい、土日は休みで、2週目から、週1回か2回、2回のときは月、木曜日という間隔でコータックを4～5回注射しながら、計25回放射線治療をしたんです。

5週間の治療で「がんの痕がなくなっている」と

注射がすごく痛くて、がん自体も生検したころから痛くなり始めていたので、正味3〜5分くらいのあいだ、我慢していました。

小川先生は「大丈夫、大丈夫、痛くないから」とおっしゃっていましたが（笑）。

放射線治療の後半に入ると患部がやけどのように赤くなってきましたので、ヒリヒリする部分を冷やしていました。

1月の終わりごろにはかさぶたみたいなものがボロボロ落ちてきて、CTやMRIで見たら、担当の先生が、

「もう腫瘍がほとんどなくなっています」

とおっしゃいました。

本当かなという思いも半分ありましたが、ホッとしたという思いが強かったんです。治療の痛みは出産に比べると、忘れられる痛みでした。

その後、小川先生が院長でいらっしゃった兵庫県立加古川医療センターに移って、3カ月に1度、観察をしてもらいに行っています。

「腫瘍はもう消え、がんの痕もなくなっています。蜂の巣に蜂がすんでいないような状態で、巣だけありますが、がんの力はありません」

小川先生のところに行くたびに、だんだんホッとして、安心度が増していった感じです。いまは、3カ月に1度、神戸低侵襲がん医療センターに再びうかがっていて、MRIは年に1回撮っています。

ふり返って思うことは、やっぱり、最初、切除手術を勧めてきた医師の話をうのみにして、切除していたら後々まで心身ともに傷ついて……。温泉やプールでの水泳も、臆してできなかったでしょうね。

小川先生のコータック治療のおかげで、いま本当に私は元気ですし、お薬もホルモン剤（女性ホルモンを抑制する効能）を1錠だけで、副作用がないんです。

「ステージ3の直腸がんが消え、いまでは職場復帰も」

治癒体験談❻ 直腸がん

Eさん・女性（１９５４年、長崎県島原市生まれ）

〝イソギンチャク〟のようながんが「なんもおらんように」

’14年10月に、直腸がんがわかりました。

保育園に保育士として勤めていた最後の年です。

検診ではわからず、たまたま同僚の結婚式で踊るダンスの練習をしていたら、膝の関節を痛め、整形外科で血圧を測ったら上で１８０ありました。

「足どころではないよ、とにかく血圧を診てもらいなさい」

先生にはそう言われましたが、疲れていたし、すぐには病院には行けませんでした。

ただ、ヤギのようなコロコロのうんちしか出ないのが気になってはいました。トイレットペーパーに血がついたり。

それで内科に行ったら、検査でがん細胞が見えたようです。

そして紹介状を書いてもらい、長崎県島原病院に向かいました。

そこで改めて検査をしてもらうと、やはり直腸のお尻のすぐ近くにがんがあり、放射線科で抗がん剤と増感放射線療法（コータック）をすることとなりました。

この治療は10月から12月までの3カ月行いました。

最初はそれほどひどくないだろうという見立てでしたが、結局、イソギンチャクのようにがんが広がっていたようです。

ステージ3ということだったんです。

最初はよかったんですが、3カ月目くらいがきつくて、泣いていました。

抗がん剤の副作用は、結構きつかったです。下痢が激しく、トイレに駆け込むのも間に合わないくらいでしたし、嘔吐《おうと》もありました。

抗がん剤と併用して行ったコータックが、効き目がよくて、がんがだいぶ小さくなったようです。

それは、先生たちがおっしゃっていました。

というのは、処置のとき、生検で針で刺すんですが、同時にそこについているカメラで先生が見てみると、コータックを処置した直後にはかなり、がんが小さくなっていたようなんです。

「なんにもおらんよね」

という先生たちの驚きの声が上がったんです。ただし私は、抗がん剤の副作用でそれどころではありませんでしたがね（笑）。

ぜんぶ処置を終えて、12月に私も画像写真を見たんですが、最初に撮ったときのがんはイソギンチャクみたいに何本も伸びていたのが、それがまったくなくなっていて驚きました！

ふつうの皮膚のようでした。

しかしその後、リンパに転移している可能性があるということで、リンパ、肛門を切除し、直腸の一部を切除しました。

現在はストマ（人工肛門）ですが、生き延びるために取った選択です。

追加の手術をすることで、治療としてはいちばんいい結果になっているのだと思います。

現在まで転移もなく

コータックに出合えてよかったですね、実際。

先生はじめスタッフのみなさん、私に携わっていただいたみなさんに、感謝以外ないんです。

いろんなケースがあるでしょうが、私の場合は、両親が80代で高齢に差し掛かってきているので、遠隔地で入院するのは難しいし、現実的な選択ではありませんでした。

ですので、コータックを使用した放射線治療と、抗がん剤の組み合わせが効いて、がんが消失したことは救いになりました。

現在まで、転移はありません。

3カ月に1度の検査でも良好です。

そして、なんといま、私は長崎県島原病院のスタッフ向けの保育所で、'17年から保育士としてパート勤務ができるほど回復したんです。

そこでは、入院中などにお世話になった看護師さんやスタッフさんが、お子さんを預けに来ていますので、これも縁ですね。

これからも、治癒の恩返しのためにここで働こうと思っています。

4章
全国コータックの名医・研究者

「私たちは基礎実験をきっちりやって、コータックの有効性を証明しています」

名古屋市立大学大学院医学研究科
放射線医学分野主任教授　芝本雄太先生

［がん放射線治療のメインの学会である日本放射線腫瘍学会の今年度会長］

4年前から乳がんを中心に実施

コータックを開発なさった小川恭弘先生とは、何十年も前からの知り合いなんです。年齢は3歳ほど私が下ですが、ほぼ同年代なんですね。

また、コータック療法を小川先生が発表されて、私も当然、学会などで拝聴しましたが、内容などに関しても論理的であり、非常に興味深いものがあったんです。

そのうえ、臨床結果も素晴らしいものがあると思いました。

追試という形でほかの施設で試された先生にうかがってみても、どうも効くようだ、大丈夫そうだと。

そして、4年前のことになりますが、'15年7月から乳がんを中心に、本学でも実施するようになりました。

小川先生は、パーソナリティで言うと明るく、快活で、ある意味でアピール上手ですから、学会などでも積極的に発言されますね。

言ってみれば、研究熱心で理知的な面があり、かつ、バイタリティあふれ、エネルギッシュな面も併せ持つ方でもあります。

アピール上手と言ってしまうと、ややもすると〝けれん味〟を感じさせる類いの人もなかにはいるんですが、小川先生にそんな〝嫌な一面〟はなく、フランクで付き合いやすい。

私は、とても懇意にさせていただいております。

ステージ4の卵巣がんでがんが消え、再発もなく

本学では、乳がんで「手術を拒否される方」をメインにコータックを用いていますが、

その効き目を確信した例がありました。

婦人科系、卵巣がんの右鼠径部無痛性リンパ節転移。

転移・再発（ステージ4）の方に、'16年に処置しています。

それまでに、抗がん剤、放射線治療をすでに他院でしていましたが、再発してしまいまして、いわゆる「手を尽くした」状況で本学を訪ねて来られたんです。

その時点で、その女性は、がんの大きさが最初の放射線治療の前と同じほどの大きさまで、大きくなって、いわば振り出しに戻ってしまっていたんです。

放射線治療は、ふつう、照射された正常組織へのダメージを考えますと、同じ場所（再発の箇所）には照射しないものなんです。

しかし、コータックを使用すれば、1度目より弱い放射線量でも、同等の効果が得られるというのが、コータック理論の方程式です。

実際にコータックを使用して、1度目よりも弱い放射線量で照射することにしたんです。

まず、週2回程度ずつ、計7回、注射針を刺し込む形でコータック2を処置しました。

そして放射線治療を実施していったんです。

その放射線の強さを内訳の比較で説明しておきますと、前医では、4Gy×10回の照射を行っていました。

それを本学では、2Gy×20回の照射にしました。

1度目も2度目も総量は「40Gy」で同量となりますが、放射線の強さで言いますと、2度目の「2Gy×20回」のほうが、15〜20％、実際は効果やダメージが少なくなるんです。

結果、効きましたね、がんが見事に消えていたんです。

ここで起きた、「同じ方に処置した、より少ない線量での放射線治療で、がんが消失し、その後再発していない」という現象を客観的に見て考えてみましても、これは放射線の効き目を増強するコータック効果にほかならないのではないかと思いました。

ちなみに彼女には大きな副作用はなく、2年半が経過した今日も、照射部位の再発はありません。

コータックの治療を希望される方は全員診ます

コータック治療について、客観的に見解を改めて申しますと、実際「効く」と思うんです。

というのは、われわれ（名古屋市立大学）は、基礎実験をキッチリやっているんです。臨床で行うにあたっては、イチから、ネズミを使ってしっかり実験もやりました。'17年には、日本癌学会発行のジャーナル『キャンサー・サイエンス』にも論文を載せています。

放射線単独と、コータックを併用した場合では、明らかにコータックを使用したほうが効くという論文でした。

ただ、「コータックで治った患者さんは、放射線だけでも治ったのではないか」という意見があれば、それ以上は言えませんがね。

これからコータックが広く普及するためにはどうすればいいか。

これは、普及する、しない、という一言で簡単に終わる問題ではなく、医師の教育段階で変えなければいけないことが多いでしょう。内科や外科の医師は、放射線治療がこれだけ進化しているということを知らないんです。

最後、つまり末期にやるものだと思っているので、その認識を変えなければいけないでしょう。

次に、患者さんもご自身でも調べて、情報を得て積極的にセカンドオピニオンを取るという姿勢など、少なからずの努力も必要かと思います。

そしてなんといっても、マスコミ報道や、医療が取り上げられるドラマなどが、依然として外科医の臨床ばかりで……。

そういう方向を全体的に見直さなければならないんです。医療業界すべての意識改革の引き金になるかもしれないのがコータックです。

われわれは講演などでも、どんどん宣伝していますから。

コータックの治療を希望される方がいらっしゃいましたら、来ていただいたら全員、診ますよ。

直接来てもらっても診ますが、かかりつけの医師からの紹介状があれば確実です。私は週1回の火曜日に外来をやっていますし、ご希望の方は全員診ます。

本学ではこれまで、19人にコータックを用いています。
乳がんは16人、うち1人亡くなっているので、存命率は90%以上となります。

名古屋市立大学コータック治療の実績

・全19人……男性1人、女性18人。

・年齢は30～70代。

・乳がん16例、鼠径部リンパ節転移2例（子宮頸がんから1例、卵巣がんから1例）、胸壁転移1例（すい臓がんから）。

・病変は、表層部から7センチくらいの深さまで。

・全症例において、通常の放射線治療にコータック注射を週2回併用。

・注入回数は合計7～8回。

・乳がんは16例のうち、1例は死亡、それ以外は2～44カ月現在、生存中。

・乳がん以外の3例では、1例（卵巣がん）生存中、1例（子宮がん）死亡、1例（すい臓がん）現時点で生死未確認。

「コータックにはこれまで経験したことのない劇的な効果がある」

東京放射線クリニック院長　柏原賢一先生

ユニークでシンプルでありながら一定の効果が期待できる

私ども東京放射線クリニックが開院したのは、'08年4月のことでした。

いまや2人に1人が「がんになる」といわれるほど、患者数が激増しているのが、日本です。

当然、多大な副作用などで「がん」以外の体を傷つけることが少ない、安全な治療としての放射線治療が求められていて、その必要度も高まっているんです。

がん患者においては、わが国では30％ほどが放射線治療を受けるようになってはきました。しかし、欧米の70％にも及ぶ放射線治療の利用率に比べれば、まだ足元にも及んでいません。

そのような状況下で、保険診療が適用されていない治療でも患者さんの希望に沿い、需要に応えられるようにと、当院は期待され'08年に開業したのです。

そのころは、ちょうど、高知大学教授であった小川恭弘先生が増感放射線療法・コータックの開発を発表され、マスコミに広く取り上げられ始めた時期でした。

当院で最初にコータック導入案が持ち上がったのは、小川先生と懇意である山下孝理事長（当時）が話を受けた、開院直後の時期であったと記憶しています。

さっそく同療法について調べてみたところ、

「ユニークでシンプルな発想でありながら、安全性を担保したうえで、一定の効果が期待できるのではないか」

まず、そのような予測が立ちました。

あとは「患者さんファースト」の視点で「有用な可能性があるものはなんでも試そう」という当院のモットーに従って、導入することを決めたのでした。

それが、開院翌年の'09年1月のことになります。

コータックの適用がある患者とは

導入以来、およそ10年が経過する中で、私が担当した患者さんのうちでコータック治療を適用したのは、約１００人いらっしゃいます。

ただ、当院には再発や転移などの状態はさまざまで、事情があって訪ねて来られる患者さんが多いです。

しかし、女性の患者さんであれば、乳がんに関連する方が多いということは言えるかと思います。

患者さんがコータック治療を視野に入れて当院を訪れる場合は、インターネット検索や種々の報道などを参考にして、まずは相談に来られることが多いのですが、その患者さんにコータックを適用するのは、主に次のような場合です。

- 患者さんの希望があり、同意が得られた
- 放射線治療のみでのがんの制御が困難と考えられる
- すでに一度照射しているがんのため、放射線量を抑えなければならない

・がんを制御することが患者さんのＱＯＬや、予後の改善につながると考えられる
・外来専門のため、表在（体の表面や表面に近いところ）病変または骨盤内や後腹膜病変が対象

やはり、がんの再発の方も多いため、一度、放射線治療をしていると、２度目は照射できる線量の制限があります。

そこで、コータックを施すことにより、放射線の感度を上げるという必要性もあるのです。

さて、当院でコータック２を処置する場合の流れについて、説明しておきましょう。

通常の放射線治療と併用して注射するのがコータック２であり、それは施術の名称としては「増感剤併用放射線治療」となるのですが、まず当院では、放射線治療単独で最初は治療を進め、途中から増感剤の注射を併用します。

コータック２の構成成分としては、１％ヒアルロン酸ナトリウム２・５ミリリットルに、３％過酸化水素０・５ミリリットルを混合します。

また、注射する際、過酸化水素の刺激で皮膚が痛みを感じるのを防ぐために、疼痛の緩和の目的で1％キシロカイン1ミリリットルを添加しています。

この3液をよく振って混合させた後、エコー映像やCTガイドで確認しながら、がんに注射するんです。

このとき1回の最大投与量は、3％過酸化水素としては、1ミリリットル。

こうしてコータックを注射した後も、がんの中の酸素の分布をCTで確認します。

そのうえで、同日に放射線治療を施すんです。

これまでは、通常、月・水曜日の週2回、この流れで実施してきました。

この論拠としては、小川先生のいらした高知大学の報告によります。ヒアルロン酸とオキシドールの混合液が有効な状態で体内に滞留できるのは、最大で48時間という報告があります。

では、何人かの患者さんの症例を挙げてみることとしましょう。

転移がんで骨破壊していた骨が再造成されるという劇的効果

直腸がんの手術後に再発した60代の男性が、当院を訪れました。

がんが腸骨にも転移して浸潤し、腸骨が骨破壊をきたしている状態だったんですが、コータック後の確認CTでは、腸骨内に酸素が発生したのが確認できました。

そして治療1カ月後にはなんと、骨破壊していた骨が再造成されていることがCTで確認できたのです。

このコータック注入による劇的な症状の改善と骨の再造成は、長年の私の経験の中でもはじめてで、驚きでした。

その作用のメカニズムはわからないのですが、骨が、がんがなくなっていくことで再生したと推測されます。

基本的に、これだけ転移が広がっている場合には、ふつうは放射線治療だけでは効かないんです。

よって、コータックが劇的に作用したんだというよりほかないのではないでしょうか。

この方はその後、好きなゴルフにも〝復帰〟できたそうなんです。

半年の治療で約7センチのがんが消え、その後はホルモン療法だけ継続

2例目は、乳がんの50代女性の例です。

当院を訪ねられるだいぶ以前に、乳がんという診断を受けていたのですが、切除手術を拒んでいたために、がんが増大していました。

当院での初診時に、がんはすでに約7センチと大きくなっていたのですが、抗がん剤治療も彼女は拒みましたので、唯一同意が得られる放射線治療のみを、処置することとなったのです。

しかしながら、がんもこの大きさともなると、放射線単独療法では治療が追いつかない見通しのため、それを説明したうえで、増感剤、つまりコータックを併用したんです。

彼女の治療経過としては、1カ月後にはがんの縮小が見られました。

3カ月後にはさらに縮小し、6カ月後、つまり半年後には、腫瘤を確認することができ

ませんでした。

同時期のMRIでも腫瘤を確認することができず、つまり7センチ大の乳がんが消失したということであり、目覚ましい効果があったといえるのではないでしょうか。

その後は他院に移り、ホルモン療法のみを継続したとの報告を受けています。

転移がんが著しく縮小

3例目は中咽頭がんの50代男性の方です。

全身化学療法を拒み、動脈から薬剤を注入する動注化学療法を他院で試したそうなのですが、改善がなかったことで、当院をお訪ねになりました。

がんで下顎が大きく膨らんで、強い痛みを伴い、摂食困難の状況だったんです。

さらにリンパ節や喉をはじめ、転移が多く、放射線の単独治療ではがんを制御できないと判断し、同意のうえでコータック2を、CTガイドで計10回投与しました。

放射線治療2カ月後の検査時には、がんは著しく縮小し、痛みも消失して摂食可能となっていました（最終的には肝転移が増大し、12カ月後に亡くなりました）。

放射線科医は全身を診ているので、治療の総合判断ができる

このように、私が手掛けた100人余りの方の症例を見ても、コータックの効果が如実に出た方が多く見受けられました。

今後のコータックと医学界に望むことは、とにかく保険に通ってほしいということがいちばんです。

先述したように、放射線だけでは、がんは2〜3センチを超えると制御の効果が出にくいんです。

それが、コータックで働きを上げてやれば、効くんだということが、私は治療を通して手ごたえを得ています。

また、重篤な患者さんが多く、再発・転移で来院される方が50%を超えています。

がんと診断した患者さんの治療方針を決めるとき、内科医は、放射線科ではなく、たと

えば外科を紹介することでしょう。

しかし、セカンドオピニオンを求めるなら、放射線科を訪ねればいいのにと私は思うんです。

放射線科医は、体のどこの病気でも診なければいけないので、放射線科の医者が経験上、いちばん、患者さんの治療の総合判断がしやすいはずですからね。

患者さんの状態はどうであれ、当院に相談に来てもらえれば、置かれている状況と照らし合わせて、どのような選択肢があるのかというお話はできると思います。

ですので、がんと診断されたとき、迷わないで、時間をかけないで、来てほしいですね。

なかには、「どうしようか」と思案しているうちに、1カ月も過ぎてしまう人がいる。すると、時間がたってしまい、持参された画像と受診時の状況が異なり、悪化してしまっているという方も少なくありません。

思い立ったら、「コータックをやる、やらない」は別として、放射線科医に相談に来てほしいですね。

「コータックは、安価で、大きな放射線増感効果を有する、極めて有望な放射線治療」

大阪医科大学放射線科講師　新保大樹先生

現在までにおよそ200例以上で施行

かつて本学医学部教授で私の上司であった猪俣泰典先生（前・島根大学医学部教授、現宝塚市立病院副院長）が、高知大学医学部勤務時に、同僚であった小川恭弘先生が進めていたコータック研究・開発をサポートしていたのが、本学とコータックとの接点でした。

過酸化水素をがんの中に注入することで、抗酸化酵素を分解すると同時に、酸素を供給することによって、放射線増感効果を狙った方法がこのコータック。

その詳しいメカニズムは、本稿であらためてご説明するまでもありませんが、現在、わが国で最も多くの臨床の場で使用されている「放射線増感剤」であることは、間違いないところでしょう。

当院では、倫理委員会の承認のうえ、'10年5月にコータックを導入しています。

今日現在までにおよそ200例以上で施行し、がんの部位別の内訳としては、乳がん、すい臓がん、頭頸部がん、子宮がん、膀胱《ぼうこう》がん、大腸がん再発などがあります。

私個人の感想としましては、その着想を聞き、構造を把握した当初は、

「こんな簡単なことで、増感作用が著しく上がるなんて……」

しかし、詳しく調べてみると、

「命を救われるがん患者さんが、飛躍的に増加する可能性を秘めているのではないか」

と目からうろこが落ちる思いでした。

保険治療適用へのハードルは、非常に高い

オキシドール自体を、動脈から注入するという方法はそれ以前にもあったのですが、ヒ

アルロン酸と混ぜ合わせるという発想が画期的でした。

まさに、「コロンブスの卵」そのものではないかと。

つまり、「なんだ、そんなことなのか」と誰でも思いつきそうなのに、それを誰も実現しようとしない、あるいはできなかった「発想」ではないかということでした。

しかしながらコータックは現状、全国で、「施す側」の人数は少なく、臨床試験の分母を飛躍的に増やすことが難しい状態です。

当院でも、現状、窓口は私1人のような状態なのですから。

それも、保険治療として適用されるためのハードルが、非常に高い状況に置かれている一因だと言えます。

さらに大きな理由の1つとしては、「誰でも思いつきそうな」ありふれた液体を混ぜ合わせる薬となるため、あまりに安価に製造できて、単価も安くなってしまうんです。

製薬会社にとっては大きな売り上げに結びつかず、採算にならない＝薬品化されないために、保険診療が困難なのです。

それでもこのコータックの普及のために飽くなきエネルギーを注ぎ続ける小川先生の姿

は、私を含め彼をよく知る医療従事者たちの手を、そして心を動かさざるをえません。

相談を受けてコータックが適用になるのは2～3割

当院では、ホームページなどで情報を得て、電話などで問い合わせがあった場合には、個別に対応することにしています。

ただ、ひととおりの報道だけでは内実が伝わりにくいこともあるため、

「末期がんでも治る薬」

であると思い込まれる方が少なくありません。

よって、私たちがご相談を受けて、実際にその相談者にコータック注射が適用になるその割合は、せいぜい2～3割程度というのが現状です。

ええ、たとえば極端に言えば、全身にくまなくがんが転移してしまっている人でも、

「コータックなら治せる」

と思っている方も多いんです。

当院では、

①放射線治療単独では根治が見込めそうもないがん

②再発がんなどで再照射が必要だが、線量制限がある

③放射線抵抗性のがんだが、予後（＝余命）が3カ月以上は見込まれる

以上のいずれかに該当し、増感剤の使用に同意が得られた患者さんに、コータックを施行しています。

コータック注射と並行して放射線を照射することによって、「がんが治る確率を上げる」ことを目標としたいと考えています。

さて、当院におけるコータックの施行は、次の2とおりあります。

・コータック1

オキシドールを染み込ませたガーゼを毎回、放射線治療直前に、体表面にあるがんにのせ、がんに軽くもみ込む。

・コータック2

体表より深い部分にあるがんに、増感剤として3％オキシドール0・5ミリリットルにヒアルロン酸ナトリウム2・5ミリリットル、1％キシロカイン1ミリリットルを直前に混合したもの4〜8ミリリットルを、放射線治療直前に、週2回、直視下、超音波およびCTガイド下などの画像誘導を用いてがんに注射する。

症例集「副作用もなく、治癒した事例も」

これまでの症例のうち、いくつかを次に事例として挙げていこうと思います。

（年齢や時系列はすべて治療当時のもの）

【症例1】

99歳の男性は、頭皮外毛根症がんで、頭皮にがんが多発している状態でした。

それらの表面のがんに対して、コータック1で2Gy×27回の放射線治療の外照射を施行しました。治療から3カ月後の診察時には、がんはすべて消失した状態となりました。

【症例2】

57歳の女性は、右局所進行乳がんで、初診時に右の乳房の皮膚全体に「炎症性乳がん」と皮膚面に露出して出血を伴った巨大な進行乳がんが認められました。

コータックは皮膚の表面にコータック1を、がんの中にはコータック2を同時に施行して放射線治療することにより、局所のコントロールは良好という結果が出ています。

【症例3】

68歳の女性は、乳がん左腋窩リンパ節が再発。27年前に右乳がんで乳房切除後、多発リンパ節が再発。骨転移が認められ、ホルモン治療を施行していた。

今回の治療時では、左腋窩リンパ節への転移がんが著しく増大し、皮膚面に露出、出血と浸出液が認められ、局所制御を目的として当放射線科を受診した。

ホルモン治療と同時併用で、左腋窩リンパ節の再発がんの部分のみにコータック1、およびコータック2の局注法にて接線照射を施行した。

治療7カ月後、照射した部分のがんは消失が認められた。


【症例4】


59歳の男性は、切除不能耳下腺がん。

がん組織は、多形腺腫由来がんで、治療は化学療法を行っていたが、副作用のために中止し、コータック2を併用して放射線を照射した。

治療後26カ月時点で、照射した部位は、がんがほぼ消失した。


【症例5】


76歳の男性は、原発不明がん（頭頸部がん）。

当初は抗がん剤治療とともに、放射線治療（20回）を行いましたが、著しい効果が得られませんでした。

そこで、コータック2の注射（6回）を併用して、放射線治療（15回）を行いました。

治療後の検査で、がんは消失した状態。
現在までに治療後5年が経過し、再発はありません。
副作用もなく「治癒した」事例のおひとりであるといえるでしょう。

悪性黒色腫や肉腫などの放射線が効きにくいがんに対しても、大きな効果が

以上、いくつかの症例を見てきましたが、切除不能の局所進行乳がんは、がんからの多量の出血や浸出液、異臭が発生し、患者さんのＱＯＬ（生き方や生活上の質、クオリティ）が大きく損なわれる恐れを有するものです。それらに対してさまざまな治療が試みられていますが、現在までに確立した方法はありません。

日本乳癌学会診療ガイドラインの治療編では、局所進行乳がんに対しては薬物療法を中心に、手術や放射線治療を加えた集学的治療が推奨されています。

しかし、切除不能の場合や、薬物療法が無効の場合などに、ふつうの放射線治療が施行されても十分な結果が得られない場合が多いのです。

当院では、特に皮膚面に露出するような直径10センチ以上もある巨大な進行乳がんにコータックを施し、確かな局所効果を得ています。

同時にQOLの改善効果も大きく、コータックは患者さんにも大変喜ばれるものであるといえるでしょう。

また、これまでの放射線治療では十分な治療効果が得られなかった悪性黒色腫や肉腫などの放射線抵抗性のがんに対しても、大きな局所効果が得られています。

さて、このコータックという増感剤は、主成分が過酸化水素とヒアルロン酸のみで、分解してできる産物を含めて、人体には無害のものです。

したがって、血管内への誤投与などのミスの防止に注意しながら、その適量を用いることは、理論的にも安全といえるものでしょう。

当院では、現在までに治療後5年以上経過している症例においても、主だった有害事象などは出現していません。

その経過、結果を見ましても、コータックは、安価で、大きな放射線増感効果を有する、極めて有望な放射線治療として、今後の発展に大きな期待が持てるものといえるでしょう。

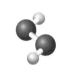

「コータックはノーベル賞級の発明」

長崎県島原病院放射線科診療部長　小幡史郎先生

末期の直腸がん患者が5年以上生存

'10年初期の臨床試験では、直腸がんの末期患者さんがいました。

術後に再発した病変のサイズが大きく、切除してしまったらＱＯＬ低下が著しく、何もできなくなる。余命3カ月から1年と考えられる病態でした。

そんな状況ですが、60代で農業を営み、まだ働き盛り。ここで亡くなってしまったら、家族は路頭に迷うし、悔いは残るだろう。しかし、外科からは〝疼痛の緩和目的〟程度で、つまりは「ほかに打つ手がない」状態で回ってきたんです。

私も、そのころはまだ、いくら増感剤である液体を入れて放射線を照射する、コータック2でもそこまで変わるとは思っていなかったんですが、コータック注射をすると痛みは急激に落ち着いてきたんですね。

エコーで見ながら針を刺して増感剤を入れるんですが、最初はがんの密度が高くて、液体がアリの巣様に細い筋状にしか入らなかったのが、だんだん抵抗なくスッと入るようになっていったんです。

1年後に外科の主治医から電話連絡があり、亡くなってしまった連絡かなと思ったら、「カルテのCT画像を見てくれ」とのことで、驚いたことにまるっきり病変は小さくなっていました。

その後、4年間は農業に従事され、5年後にまた再発が出て最終的にはお亡くなりになられましたが、予後という意味では、比較的良好な晩年を過ごされたのではないかと思っています。

生存率100%を目指せる治療法

私とコータック、小川先生との出会いは、'07年の放射線学会の総会でした。これまで困難とされてきた、放射線治療の効き目を増す酸素効果をより積極的に使えるようになったことに心底衝撃を受けました。

医学の教科書には「生存率何％」と書いてあるものですが、患者さん側からは「１００％にしてほしい」と思うのは当たり前です。

だから、医師が威張れるのは「教科書に記載してあるのと同％に到達したときではなく、１００％治ってから」なんです。私はそのためには、医師として少しでもあがきたい。だからコータックにもトライしてきたんです。

別の言い方をすれば、医師免許を取得して初めて医療行為を行えるわけなので、「これは治療効果が上がり、安全にできそうだ、理屈も合っている」とわかったならば、倫理委員会での承認を得て、患者さんや患者さんのご家族とよくよくお話をして承諾を得たうえで、それを実施可能な立場にある医師が覚悟をもってやらなければならない、そんな使命が私たちにはあると思っています。

私はその学会でコータックのことを知って「これはぜひ自分たちの診療に取り入れていかなければいけない、がんで悩んでいる患者さんのためにも絶対やりたい」と強く思いました。

あるがん治療セミナーで、最初の症例を発表し積極的にコータックを臨床応用していくべきではないかと提案したとき、1対100くらいで会場の皆から大反対を受けました。それが今では、日本レベル、国際レベルでの学会にも呼ばれてお話しするほどに受け入れられるようになっています。

ある講演の際には、否定的な見方をされていた医療従事者の方が、聴衆の方々の私への賛同の声の多さ・大きさに、黙ってうつむいてしまいましたね。

臨床試験の結果として、ほかの患者さんの例も挙げますと、肺がんで骨に転移がある方もおられました。

60代女性、肺がんで手術をしたが、最初は遠隔転移がなかった方です。

手術4カ月後に腰痛や歩行障害が出現し、経過観察CTで第5腰椎、第1、2仙椎が広範囲に溶けて大きな腫瘍になっているのがわかり、脊柱管や神経孔も狭窄《きょうさく》を強いられ神経も圧迫していました。わずか4カ月で急速に遠隔転移が発現し、免疫力が下がっていると思われました。そのとき余命3カ月から1年というところでした。

私のところには緩和目的で紹介があり、コータックを施すと、がんが飛躍的に小さくなりました。

治療から2年近くたち、いまのところ腫瘍は消失し、溶けた骨は再生し落ち着いていて歩行可能で、家事もされています。

CTガイド下でうつぶせになって外から増感剤を計4回注射し、期間は2週間で、線量的には8Gy《グレイ》を1回、あいだをおいて3Gyを8回の放射線療法、というコータック2でした。

コータック2は理論上、薬を注入することができれば、すべてのがん腫に適応があります。

周りのがんまで効果が及ぶ可能性も

コータックは、「効かない」のであれば、「効かない理由」を無視せずにきちんと対峙《たいじ》して、それらを排除すれば、普通に放射線治療が効くことを証明している。

放射線治療は、「低酸素では効かない」といわれていた〝常識〟をより積極的に利用することができず今日に至っていましたが、それをすんなりと小川先生が超えてしまったんです。

いままでずっと、放射線が効かなければ「線量を増やせ」ということで、理屈ではもう効かないのにやってきた歴史がある。

みかけの線量と実効的線量の差を埋めるための線量増加は治療抵抗因子の存在から理論上最大3倍と途方もないものになるわけですが、人体への弊害を考えるとこれまでの線量増加はまったくそれどころではありません。治療的に手詰まりだから、そうしてきたとしか説明のしようがありません。

私がコータックを導入したのはある意味、出始めのころですね、あれからずいぶん、当院も進化して、導入9年目で200例に達し、治療効果も高く、安全性も担保できている。当初は当倫理委員会で「さじを投げられたような」病態に対してのみの適応でしたが、それに加え手術拒否例や集学的治療の一環として使用できるように、倫理委員会の追加承認を得て今に至っています。

患者さんの中には、手術をしなければならないと言われたけれど、本当はしたくないという方も実は多いはずです。医療の世界は昨日のことが今日には古くなるように、コータック2は今の時代の医学を様変わりさせる威力が十分あると確信しています。

がん細胞は生命力が強く、増えること、死なないことを命題にしています。それが低酸素を生むんです。がんが大きくなってくると密度が高くなりちょうど人が満員電車に乗っているようなもので、低酸素になりがんに治療抵抗性が生まれるんです。

また、がんは死にたくないわけですから、自分たちを死に追いやるものが活性酸素だと知ると活性酸素をどうにか中和させるために、転写因子によって過剰な抗酸化酵素を産生させることにより死を逃れようとする。

ということは、その逆手を取って、あえて活性酸素を人工的にがん細胞にぶつけてやると過剰な抗酸化酵素を消費させ、また活性酸素が中和した最終産物は酸素と水ですから、同時に再酸素化も達成することができるわけです。

活性酸素も合わせれば治療には一石三鳥ですね。このような状態になると、放射線治療は本来の力を発揮できることになり、これまで到達できなかった治療効果を、線量増加等で正常組織に負荷をかけることなく達成できることとなります。これがコータックです。コータックは局所治療であるため、ステージ4の場合つまり遠隔転移を伴っている場合は、全身治療である抗がん剤と併用して局所をたたくことが必要になります。

最近話題になっているアブスコパル効果、これは局所をたたくことで照射野外に存在する転移病巣も制御されてしまうもの。その抑制にはおそらく免疫的な力が関わっているのであろうといわれていますが、このような効果にもひょっとしたら、コータックは影響を与えていくかもしれません。

コータックには、これまでのがん治療の常識を覆す可能性がある

いま、乳がんの標準治療は目に見えるサイズのものを手術して、目に見えないサイズのものを放射線でたたいて、細胞の性状により内分泌療法や、分子標的薬、殺細胞効果を持つ抗がん剤を加えることになっています。

そこから手術を省いて放射線化学療法で、治療効果を確認する臨床試験が以前行われま

した。その結果は、手術をしないと標準治療の3分の1の効果しか発揮できなかったとされていたんですが、効かなかった理由が治療抵抗性因子の排除がなされなかったことに起因するのであれば、それらはコータックにより覆される可能性があります。

実際、コータックを開発された小川先生の手術拒否乳がん72例におけるコータック2では、5年無病生存率97・1%と標準治療に勝るとも劣らない良好な成績を示しています。それも重篤な有害事象（副作用）は皆無で。

また、コータックは外来治療でできるのも大きなメリットです。世の中が核家族化し、忙しい主婦の方もいる。外来で治療を受けて、照射、増感剤注射で都合1時間かからずにでき、日常生活を変えなくて済むんです。

それから、たとえば直腸がんのコータックの場合、増感剤は元来消毒液で止血剤でもあるわけですから、前処置は必要とせず一石三鳥なんです。それでいて、みるみるがん病変は小さくなる。

これらをまとめると、コータックのような画期的な医療はまさに稀有《けう》であり、やはり、ノーベル賞に匹敵する発明だと思います。この治療法を生かすためにはさらに医療側の連携が密となり、皆の能力を集結させて取り組むことが必要です。

真理を突いたものしか残らない時代になってきている中で、コータックはその価値は十分あるものと考えられ、絶対に残していくべき治療法だと思います。

しかし極端にのめり込むのではなく、もっともよい手法を探りつつ、いつも冷静で客観的な立場から、一人ひとりの患者さんに当たっていくことも肝要かと思います。多くの放射線治療施設でコータックが実施可能となれば、さらに多くの患者さんの笑顔に出会えることになるものと思います。早く普及していくことを願ってやみません。

＊コータック臨床試験のデータ（'10年1月から'17年5月までの144例）に関して、病期（ステージ）はそれぞれ、「1」9%、「2」4%、「3」9%、「4」78%です。

「患者さんはもちろん、医療財政を救うために——KORTUC（コータック）の普及をめざして」

相模原協同病院放射線治療科部長　福原昇先生

全国の医療施設を渡り歩く患者さんを減らす治療法

オキシドールを腫瘍に注射することは薬剤の用法外の使用になるため、コータック2の実施に先立っては各施設の倫理委員会の承認を得る必要があります。相模原協同病院でも、院内の倫理委員会の審査が通っておりコータックを行うことができます。

現時点では乳がん限定ですが、乳がんで問題なく症例を重ねればほかの疾患でも実施が認められる可能性はあります。コータックを希望される患者さんはほかの治療が困難な患者さんであることはほかの病院と一緒でしょう。コータックを実施している医師は、目の前の患者をよくしたい一心で治療を行っていると思います。

コータックによる治療効果は、全国の複数の医療施設から報告されており普遍性があります。基礎実験によっても作用機序（効果を及ぼす仕組み）が研究されている科学的で信頼性のある治療法です。しかし現実には、いまだに世間一般には知られている治療法とは言えません。

ここではコータックの普及を阻んでいる問題と、そのなかでコータックをどのように広めていくかの展望を記します。

がん治療ではまず手術適応が検討され、それが難しい患者に放射線治療、抗がん剤の適用が検討されていることが多いです。標準治療では良好な効果が期待できない患者や標準治療を拒否した患者さんの一部は、自費での免疫療法や民間療法を受けられています。

なかには特殊な放射線治療である重粒子線治療や陽子線治療を希望される患者さんもいらっしゃいます。重粒子線治療や陽子線治療の設備には通常の放射線治療の10倍以上の費用がかかるため、実施している医療施設は限られますし、保険適応がない疾患では治療を行ってもらえるとしても治療費が高額であるため安易には受けられません。

この結果、自身が希望する治療を受けようとして、全国の医療施設を渡り歩く患者さんもいます。

コータックは少なくとも一部の疾患では重粒子線治療、陽子線治療と同等の効果が期待でき、国内の多くの施設で実施できる可能性のある有用な治療法です。さまようがん患者さんの悩みの解決策の1つになる治療法と言えます。

実際に手術不能な大きな病巣、術後の再発、治療後の転移、合併症などで、もう積極的な治療法がないと主治医に言われた患者さんであっても、コータックで改善した患者さんは多くいます。

患者さんと家族のQOL（生活の質）を保つことができる

コータック2で使用される薬剤は広く消毒で使用されている3％の過酸化水素水（オキシドール）とヒアルロン酸液であり、いずれも入手が容易な安価な薬剤です。放射線治療が実施可能な施設ではがんに前記の混合液を注入するための機器は持っています。

注入方法は腫瘍の生検の延長線上の手技ですので、習得はそれほど困難なものではありません。コータックは保険適用になりさえすれば、多くの施設で実施される治療になるでしょう。

地域の医療連携としての〝コータック治療網〟ができれば、さまようがん患者さんは減少することが期待できます。近所で治療を受けられれば、患者さんも家族の支援を受けやすく、追加の治療や治療の変更も速やかにできます。仕事や子育て、介護をしながら治療を受けることが可能になります。患者さんのみならず、家族の「生活の質」も保てます。

国民皆保険破綻の危機を救う

コータックの普及には多くのメリットがあるにもかかわらず、いまだ普及していない原因を考えてみましょう。最大の障壁は、保険適用がないことです。コータックで使用される薬剤の1つの3％過酸化水素水（オキシドール）は消毒用の外用薬です。

注射として使用することは想定されておらず保険適応をとっていないのです。オキシドールに注射薬としての保険適応を得るためには国内で臨床治験を行う必要があります。しかしオキシドールの販売価格は100ミリリットルで200円程度とあまりに安いため高額な費用が必要な治験を行っても製薬会社は利益を得ることができません。

事実、コータックで使用するオキシドールは1回1ミリリットルで1人の放射線治療中に10ミリリットルあれば十分なのです。

コータックの開発者の小川恭弘先生はなんとか国内で臨床治験を実施しようと数多くの製薬会社に相談されましたが、そのすべての製薬会社から協力を断られています。

国民皆保険が破綻しかけていることは周知の事実です。この状況にもかかわらず高価な薬剤、高額な医療機器を使用した治療が国内では普及してきています。入手可能な安い薬剤を使用して高い効果が得られる治療方法があるなら、それを積極的に利用し医療費の総額を抑えることは急務とも考えます。

また、コータックは国内のみでなく、経済格差が広がっている国や発展途上国での医療支援にも有用な国産の医療技術なのです。

コータック普及のための考察

少しでも早くコータックを普及させるためにはどうすればいいでしょうか。オキシドール（＋ヒアルロン酸）の腫瘍内投与が保険適応となればコータックの普及は早まります。このためには早く予算を集めて国内で臨床治験を行うことが原則ですが、これは先に述べたように実施が極めて困難な状況にあります。

1つの救済方法として公知申請という制度があります。すでに薬事法の認定を受けている薬（オキシドールはこれに相当します）では「承認を受けている効果や用法以外の使用に科学的根拠があるもの」に対して、関係学会などから要望があり、その使用が医療上必要と認められ、要件を満たしたものは臨床治験を新たに実施しなくても法律上、追加承認を受けることができる制度です。

その要件として、「海外で承認され相当の使用実績があり、国際的に信頼できる学術雑誌に掲載された科学的根拠となる論文または国際機関で評価された総説などがある」場合などがあります。

現在コータックはイギリスで臨床治験が順調に進んでいるわけですから、この方法で承認が得られる可能性が期待されます。ただ、コータックは日本発の画期的な治療方法なのに、海外の承認を待ってそこで実績をつくってから、ようやく国内の承認を得るというのでは、誠に残念でなりません。

患者さんや患者さん家族が必要な医療として

コータックが普及するためには、この治療の適応がある患者さんにも知っていただく必要があります。通常の放射線治療では治り難いがんにも治療効果が期待でき、患者さんにも病院にも支払基金（医療保険加入者の医療費の支払いを行う組織）にも有益な治療ですから、きちんと情報が伝われば、この治療法を求める患者さんは激増することでしょう。

患者さんやご家族は当事者であると同時に、その患者さんに最善の医療を提供するための医療チームの一員と考えます。

われわれがコータックの情報提供を行うことも重要な活動ですが、患者さんや患者さんのご家族がコータックの普及を医療界や国に働きかけることも必要ではないでしょうか。

それはご本人たちにも大きな利益になるのですから。

「よく効くコータックだが、課題は比較・実証データを多く残すこと」

高知大学医学部皮膚科学講座教授　佐野栄紀《しげとし》先生

発想の転換から生まれた治療法

私とコータックとの出合いは当然、小川先生のご研究からでした。オキシドールを腫瘍の中に注射することで放射線の感受性を上げる、つまり発想の転換です。

当時、メラノーマの重篤な患者さんがあり、小川先生にご相談したところ、

「それならばいっしょにやりましょう！」

ということで、コータック療法をしていただきました。

皮膚がんは表面に現れるがん、そこに注射針の中に薬品を入れたものを注射する。標的

がわかりやすいのです。

医学業績にたいする評価の1つは論文に残すことです。'07年に私は高知大に赴任しましたが、最初の論文は、皮膚科と小川先生との共同で'08年に、『オンコロジーレポート』という英文誌に、筆頭著者・小川先生が書かれました。

最初にお聞きした小川先生のお話は、放射線治療に関して「がんが放射線で死ぬときは直接作用と間接作用があるのだ」という基本でした。

放射線治療に関して、'06年くらいから高知大学の研究として脚光を浴びてきていたのがコータックです。私には、コロンブスの卵的なブレークスルーだと思いました。過酸化水素は消毒用に使われるものです。それは酸素を多く発生させます。放射線の間接作用として酸素が必須ですので、がんが酸素を含んでいるのか否かが、放射線感受性を左右します。

酸素の量が少ないがんにおいて、放射線の間接作用が少ないため放射線抵抗性となります。ですので、放射線感受性を上げるためにがんの中にオキシドールを注入して、酸素化させなければならない。そうすれば、より効くのだと熱心に話されました。

オキシドールそのものは安く、コータックの方法もいたってシンプル。薬として廉価なものを発想の転換で「新しいやり方」でやったらうまくできた。そういう薬だと思います。

本庶佑先生のオプジーボなど抗体製剤は非常に高価です。一方、オキシドールは安すぎ、また、物質としては特許も取れないこともあり、製薬業者には魅力がないのが問題です。

皮膚がんにどれだけ効いたのかと実証するには、何百例も、やった人とやらなかった人で客観性を持ったデータを取らなければいけないのですが、それはまだできていない。皮膚がんで言うと、いままで私は約10人しか経験がありません。

また、皮膚がんの転移病変に対してはコータックをしたことがありません。

このように臨床経験も足りないので、必ずしもコータックの効果を客観的に評価できてはいませんが、皮膚がんですと内臓がんに比べて使いやすいことは確かです。

同一の患者さんで数カ所の皮膚がんの1カ所だけにコータックをして、そこの効果が（コータックをしていないがんに比べて）優れているか否かを判定し、何症例も繰り返して評価できたとき、はじめてコータックは優れているという実証データになります。

コータックするか否かは、患者さんの状況を鑑みて医師が判断します。確実に言えることは、患者さんに使える、廉価で有効な放射線療法の1つだということです。

コータック以外にも、免疫チェックポイント阻害薬など、ピンポイントですごく効くものがここ5年くらいで出ていますので、コータックも早く薬品化されて、その立ち位置が確立できればよいかと考えます。

また、免疫チェックポイント阻害薬とコータックを組み合わせることで、さらなる効果が得られる可能性もあります。

もし、コータック治療を希望されて当科に受診されたら、患者さんのご意見と併せ、本当にコータックがいちばんいいのか否か判断しなければなりません。

高知大学も含め、日本では治療ガイドラインがありますので、それに準拠しながらも放射線療法の一分野として提案されている追加的処置としてのコータックと理解してください。

ただ、転移しているメラノーマでは、分子標的療法や、（本庶先生の）免疫チェックポイント療法が、現在の優先順位の上位1、2に来ます。

高知大学では、コータックは放射線治療の中での選択肢として実施可能です。コータックを実施するか否かは、患者さんの状況を鑑みて医師が判断いたします。前述のように、実臨床での有効性は今後の検討課題ということを、改めてご認識いただきたいと思います。

「臨床では優れた効果が実証されているのに、理論が追いつかない珍しい現象」

宝塚市立病院副院長、同がんセンター長　猪俣泰典先生
（前・島根大学放射線腫瘍学講座教授）

これまでの経験からも、大変優れた治療法だと実感

コータックに関しては大阪医科大学、島根大学を通じて80例以上の経験があります。効果には驚くべきものがあります。

たとえば乳がんの手術後に右の胸壁にがんが再発して、脇の下から胸壁全体にがんが広がっている患者さんがいました。放射線治療科を受診されるまでにはさまざまな抗がん剤の治療やホルモン療法などを受けられていました。しかし、これらの治療ではいずれも効果が見られなくなっていました。

放射線治療のみでこのように進行したがんを抑えることはたいへん困難です。しかし、コータックを併用した放射線治療を行うことにより、治療後半年くらいでがんがほぼ消失しました。

巨大な腫瘍がコータックを用いることにより、著しく効果があった例はほかにもたくさんあります。また、メルケル細胞がんという放射線治療が効きにくいがんに対しても、少ない放射線量でがんが消失した経験もあります。

コータックの効果は過酸化水素の働きによるものです。過酸化水素はもともとオキシドールという名前で消毒薬としても使われてきたものです。

過酸化水素が腫瘍内で分解されると酸素と水になります。酸素は放射線治療の効果を高める働きがあります。酸素も水も体内にもともと存在しているものですので、安全性にも問題はありません。

コータックが普及するための3つの課題

このように優れた治療効果を期待できるコータックがさらに広く普及するためには3つの課題があります。

1．商業ベースに乗りにくい

コータックで用いるものは先述の過酸化水素に加えて、体内に注入する場合にはヒアルロン酸（関節など体内に普通に見られます）と痛みを抑えるためのキシロカインを混ぜ合わせたものです。いずれも安価で収益に結びつかないので、製薬会社が製品化に消極的であるという問題があります。現在はどこの施設も無償でこの治療を行っています。

2．がんの内部に薬剤を注射するので患者さんと医師の負担が大きい

放射線治療は週に5回（月～金）合計数十回行います。そのうちの6～8回（週2回程度）がんの内部に注射で薬剤を注入します。そのための準備などを含むと1人に1時間近くの時間がかかります。

患者さんには余計な時間と注射に伴う負担があります。また、注射するのに医療スタッフも2人は必要です。どこの施設でも同時進行で大勢の患者さんを治療しています。外来診察や放射線治療などさまざまな業務の合間を縫って注射しますので、医師の負担も小さくはありません。

3. 優れた効果を説明できる理論がまだ確立されていない

もちろん、十分に納得のいく仮説としての理論は明らかにされています。しかし、まだ基礎的に十分に実証されていない部分があります。

基礎的な理論は申し分ないのに、臨床では予想したような効果が見られないというのが普通です。ところがコータックに関しては臨床では優れた効果が多数の施設で実証されているのに、理論がそれに追いついていないという珍しい現象が起こっています。

私のこれまでの経験からもコータックは大変優れた将来性のある治療法だと考えています。

コータックが広く認められる治療になるためには、コータックを用いた場合と用いない場合の比較対照試験で、より客観的な評価をしていく必要があります。そのためにはまだ超えなければならないハードルはたくさんあります。

現在、イギリスで臨床治験が行われています。経過は良好とうかがっております。このような海外での評価が日本でコータックが普及する突破口になることを切望しています。

「コータックは、患者さんの治療チャンスを最大限に広げることができる治療」

徳島大学大学院医歯薬学研究部胸部・内分泌・腫瘍外科分野教授、
徳島大学病院食道・乳腺・甲状腺外科診療科長　丹黒章先生

小川先生の全身からあふれるエネルギー

小川恭弘先生は高知大学教授の時代から、放射線治療のなかでも、とりわけ乳がんをご専門に研究なさってこられました。

私も、食道と並び、乳腺・甲状腺を専門に診療してきましたので、小川先生とは、これまでにさまざまな会で顔を合わせてきています。

なかでも、小川先生が取り組んでこられたのは、乳がんの根治的温存療法でした。

放射線治療医である前に、一医療従事者として、小川先生が最も傑出されていることをひとつ挙げるとすれば、常に新しいことにチャレンジする、その姿勢ですね。

専門の放射線治療において、微に入り細をうがつ研究をなさっていらっしゃる。そのうえで、広い視野での包括的医療への提言など、斬新な発想で新しい試みをされる。

そこにあるのは、すべては患者さんのために何ができるかという信念だと言えます。

これまで、いろいろとお付き合いをさせていただきましたなかで、印象に残る小川先生の特徴といいますと……、
すごく一生懸命人の話を聞きますね。患者さんにも同じ態度で向き合っていらっしゃるのだと思います。

どんなジャンルの方でもそうですが、新しいことを見つける人は、独自性を持ち合わせている。先生の場合、それを生み出す源は常に患者さんのため、という信念だと思います。

小川先生はそれに加えて、全身から発するバイタリティ、エネルギーが強い。情熱があるんです。

許容放射線量が限界になったという方には、天からの恵み

放射線治療専門医として、やはり放射線治療の限界というものを知られている。がんに対する有効な治療は、手術、抗がん剤や分子標的治療などの薬物療法、あと放射線しかないという状況で、放射線の治療の問題は、照射できる量が限られていることです。許容できる被曝量があり、限界まで照射するとそれ以上は追加できないんです。広範囲にかけると、体へのダメージが大きく、合併症が起きてしまいます。また、放射線単体では治療効果が限られており抗がん剤などと併用すると効果が高まります。

私の専門の食道がんでも、放射線単独治療だけでは効果が限られており、抗がん剤を併用すれば、抗がん剤の威力だけでなく、増感作用といって放射線自体の治療効果も上がります。

しかし、強い抗がん剤とともに放射線治療を行えば全身の副作用も増えます。コータックは、がん病巣だけに投与することでこの増感作用を得ることができるので、少量の放射線照射でも最大の効果を発揮させることができます。

残り少ないチャンスを、最大限に発揮できる最後の望みなんです。　おおかたは対症療

法で終わるような、さまざまな治療をやりつくした進行したがんでも、体に負担をかけずに、生存へのチャンスを広げることができるかもしれません。これは、すごいことだと思うんです。

自分のすぐ近くにある「オキシドールを使う」という着想は、医療従事者であれば、誰もが、「なあんだ」というかもしれませんが、実際、それを放射線治療に使おうという人はいませんでした。

残念ながら製薬会社は、オプジーボのような高い薬なら喜んで開発してくれますが、オキシドールのような安い薬で治療効果を上げるという発想には、ぜんぜん興味を持ってくれません。

小川先生は、医療業界のシステムを突き抜けようと、誰より一生懸命に医師主導の臨床研究推進に頑張っている先生です。

私も応援者ですが、患者さんにとっては、小川先生とコータックはまさに福音なんです。他に治療手段がない許容線量も限界になってしまったという方には、天からの恵みです。

私は、長い間、いわゆる末期がんの方を診てきています。

10年ほど前ですが、肺にも転移があるステージ4の状態で、緩和治療しかない70代の甲状腺がんの患者さんが、腫瘍が気管を圧迫して日に日に息苦しさを感じておられました。転移もあって切除も難しく、困っていましたが、甲状腺なら、体表面からオキシドールが打てます。それで、小川先生をご紹介したんです。完全に治癒したわけではありませんが、何回か治療をなさってコータックが効果を発揮し、がんが小さくなったという報告を受けました。

甲状腺がんや乳がんでは体の表面にしこりがあり、コータック注射をしやすいんです。イギリスで治験を行っているコータックは、フェーズ3（＝実質、現在のイギリスにおけるフェーズ2での治験）までクリアできれば、治療として認証されるでしょう。

使用するオキシドールは劇薬ではなく、消毒剤として使っているもので、安全性もクリアできるでしょう。しかし日本では、保険診療になるまでのハードルがかなり高いと思われます。しかし、コータックはいろんなところで発展する可能性がある発明です。

ひとつのアイデアですが、たとえば、乳管のなかを広がっていく、乳管内進展のがんを治療する場合でも、コータックを併用すると、乳房を切除しなくて済むかもしれません。

2年で認可された治療法がある

今後、コータックが広く日本でも認められ、保険適用されていくためには、何が必要なのか。まずは、イギリスで治験をしていることを、そのプロセスも含めて、小川先生に世に広く知らしめてもらうことです。

乳がん治療の分野では、新しい治療法でいいますと、センチネルリンパ節生検は、あっという間に保険収載（保険適応と診療価格が決定）されました。また、内視鏡手術も、その必要性と患者さん側のリクエストから、あっという間に保険適応されました。

この2例とも、医療側のみならず、受ける患者さん側の強いアピールがあったから可能になりました。

この本を読んで「いいな！」と思う患者さんが増え、小川先生には今後もコータック併用の臨床試験を、たくさん組んでいただきたい。そして、その画期的な効果で幸せになれる患者さんが増えることを祈っております。

コータックが受けられる全国病院リスト⑧

都道府県名／病院名／住所	症例数／内容
北海道 **札幌禎心会病院** 札幌市東区北33条東1丁目3-1	**10例前後**／放射線治療センターで、乳がんを中心に臨床試験を行う。非常に大きかったり再発などで手術を嫌がる患者さんに適用している
福島県 **会津中央病院** 会津若松市鶴賀町1-1	**1例**／放射線科で治療。劇的な効果があり。耳に大きな皮膚がんができ、耳介（外に張り出て飛び出している部分）がなくなるほどだったが、コータック治療でがんが消失した
東京都 **東京放射線クリニック** 江東区有明 3-5-7	**100例余**／再発し骨転移した直腸がんで骨のがんが消失。約7センチの乳がんが消失するという劇的効果もある
神奈川県 **相模原協同病院** 相模原市緑区橋本2-8-18	**3例**／ほかの治療では難しくなった再発の局所進行乳がんに適用
神奈川県 **大船中央病院** 鎌倉市大船6-2-24	**10数例**／乳腺センターで大渕徹センター長が担当。局所再発で制御が困難ながんに適用。乳がんやメラノーマに治療例が
愛知県 **名古屋市立大学病院** 名古屋市瑞穂区瑞穂町字川澄1	**19例**／放射線科の芝本雄太教授を中心に処方。乳がんは16例で死亡者は1例。存命率は90%を超える
大阪府 **大阪医科大学附属病院** 高槻市大学町2-7	**200例超**／放射線治療科・新保大樹先生が担当。切除不能の進行乳がんの局所治癒例が。ほかに再発がんなどで放射線の再照射が必要だが、線量制限がある場合などで適用
長崎県 **長崎県島原病院** 長崎県島原市下川尻町7895	**200例超**／末期の直腸がんに5年生存効果が。ステージ4の肺がんが飛躍的に小さくなり、その後2年弱、生存している

上記のほかに、がんに注射をするコータック2による症例は、小川医師が行ってきた分で250例超。それを含めてコータック2の症例は800例超ある。皮膚がんや体表に浸潤、露出したがんにオキシドールガーゼをあてるコータック1は、全国で200例超。コータックの症例数は合わせて現在1,000例を超える。上記病院のコータック治療についてはそれぞれの病院にお問い合わせください。

5章

コータック治療の未来

「ある診療放射線技師の告白」

小川先生のリーダーシップ

私は、診療放射線技師の横田典和と申します。高知大学医学部で、放射線治療専門の放射線技師として20年以上にわたり、実際に放射線照射を行ってまいりました。

小川恭弘先生がコータックの研究を進め、臨床研究を重ねていく最初の段階から、ほぼ全例に関わることができたと思います。

身近で見てきたものだからこそ語れる小川先生の人柄と、コータックの効果について紹介します。

コータック1の最初の患者さんは、確か局所再発の大きい悪性黒色腫の患者さんだったと思うんです。

悪性黒色腫っていうのは、放射線治療の効果が出にくいがんなのですが、それでも、コ

ータックをやり始めてから割とすぐに効き始めたので、

「これはすごいものだなあ」

というのがコータックの印象でした。

劇的に効いていたという点は、最初からそう感じていました。

いままでの「放射線の常識を覆す」というか、

「こんなに効くものなのか！」

という感じでしたね。

乳がんなんかでも、コータック2を使って手術なしで治療をしていたことも多くございましたので、そのときの治療効果、何カ月かたったときのデータを見て、再発とかがないことを目の当たりにして、「やっぱりすごいなあ」と。

小川先生のお人柄に関しては、患者さんがおっしゃるとおり、乳房の温存療法を日本に持ち込んだ先生のお1人なので、そのあたりにしても、ものすごく熱意のある先生だと思っておりました。

外科や他科の方からいろいろ言われながらも、放射線の治療効果を高める手法を信じ

て、貫いて、徐々にですが、確実に全国的に広まっていったという感じが、小川先生のコ
ータックにはあるので。
幸い高知大では、放射線科に対して、外科の先生方は協力的でした。
乳房温存療法にも協力的でしたしね。
ただ、一歩外に出れば、がん治療の学会の方ではかなり言われていたのではないかと思
います。
そして、それを上回るのが、小川先生の熱意なんです。
患者さんからの支持、それだけでなく、職員・スタッフからの支持も、ものすごくあり
ました。
ご自身の熱意を患者さんに注ぎ込んでいくような臨床を横目で見ていると、いっしょに
やっている先生、技師、看護師も、
「小川先生にできるだけ協力していこう」
という気運が高まりますし、治療のための体制がすぐにできてしまうんです。熱意とい
うか、リーダーシップがある方なんですよね。

明るかった病院の待合室

そして、すごいのはすべて「患者さんのため」に向いているというところですかね。「がん」を手術しないで、つまりメスを入れたり、切除しないで治療できるのであれば、免疫的な効果――維持や強化も期待できます。

つまり、手術することに比べたら、体のダメージが少なくて済みますので、患者さんのためになるということも、最初から先生が言われていたことです。

それを、コータックを進化させることで、可能にしようとしている。

いえ、臨床ではすでに、目の前で奇跡を何十回となく、私は見せられているのです。

言葉や物腰は優しいんですが、小川先生は、静かに、グイグイと押してくるんです。もの静かで、おだやかな口調で、

「いっしょにやっていきましょう」

という感じで。

「やりなさい」という命令口調ではなくて「やっていきましょう」と、つまり「いっしょ

にやっていきましょう」という感じなんです。

高知大には、私は'16年までいました。

小川先生はその前に離れていますが、そのときはとても残念でしたね。ですので、こちら（高知医療センター）でも小川先生といっしょに、コータック治療をやれたらうれしいなと思います。

もちろん、コータック治療に関しては、いろんな効果を見てきた中で、ものすごく、いい治療だなと思いますね。

コータックの効果に関しては、オキシドールという身近にある薬を使っているので、「こんなんで大丈夫かな」と思いましたが、最初の治療効果のインパクトはすごかったんですね。

こんなに想像と実際は違うものかと。

患者さんの「がん」は、コータック治療期間中にもどんどん小さくなっていきますし、治療が終わって何カ月か後のデータも見せてもらったら、以前はＰＥＴの画像ではっきりと光っていたがんの部分が、まったくなくなっていて、しかもその後の再発もない、ということも多くありました。

そんなデータを、在籍中に私はいくつも見せてもらうことができました、ああ、すごいいい治療だなと思ったものです。

特に、乳がんを「手術なし」で治した患者さんなんかは、高知県外の方にも、多くいましたのでね。

そうそう、小川先生の外来患者さんの特徴として、県内の患者さんはもちろんなんですけど、とにかく県外の方が多かったんです。

それは、高知大では珍しかったと思います。

あと印象的なのは、患者さんの表情が明るかったということ。外来の待合室なんかではかなり皆さんにぎやかで、本当に明るい感じで。

よく皆さんのイメージにある、病院の待合室という雰囲気ではなかったですね。とくに放射線科というのは、基本的にがん治療をしにきた患者さんですから。

それなのに、皆さん明るい表情で話されていたというのが印象に残っています。

それはつまり、小川先生の元で治療を始めた方が、効いているという実感を持てていたということなんでしょうね。

患者さんに携帯の電話番号まで教える先生

患者さんからも、また、職員からも慕われている。

私の尊敬する先生です。

なぜそう手放しにベタ褒めするのかって？

だってそうでしょう？

患者さんに、自分の携帯の電話番号まで教えて、

「なにかあったらいつでもかけてください」

なんておっしゃる先生ですから。

本当に患者さんのことを第一に考えていらっしゃる方でした。

この病院でもコータック治療をやってくれたらうれしいです。ここの病院の施設を使って。

いいえ、小川先生のような情熱は、イチ病院のイチ病室にとどまらせては、もういけません。いまや、全国の、いや世界の「がん」に悩む方々が、小川先生の開発したコータックの一日も早い薬品化を心待ちにしているのですから。

（高知医療センター・がんセンター・放射線技師・横田典和さん）

私1人ではコータック治療は成り立たなかった。横田さんのようなスタッフの方がいなければ、ここまでこられなかった。

そういう事実を読者の皆さんにもわかっていただきたく、その声を紹介いたしました。

「イギリスで始まった臨床治験」

治験を飛び級で進むコータック

イギリス王室・チャールズ皇太子が理事長をお務めになっている、がん専門病院があります。

この「イギリス王立のロイヤル・マーズデン病院」が、コータックに着目し、'17年より治験を開始しました。

現在までにそれは着々と進んでいて、フェーズ1の段階を終了し、フェーズ2、フェーズ3までを兼ねる次の段階の治験に移っています。

ふつうはフェーズ3までかかる治験を、より確実性の高い治療法と認められるだろうということで、フェーズ2までで完了されようとしています。いわゆる臨床の世界の〝飛び級〟を可能にしようとしているんです。

フェーズ1では、薬が人に使っていいものかどうかという「対人の安全性」を確かめます。

フェーズ2（「2a」ともいう）は、1を通過した場合に、薬の用量や用法を臨床比較試験で調べます。

そしてフェーズ3（「2b」ともいう）は、その薬の有効性と用量の関連性を厳密にするために、より大規模な大人数を対象にした最終仕上げの段階となります。

イギリスでは現在、乳がん、つまり「乳房に起きるがん」に限って治験が行われていて、安全性や有効性を段階的に確かめながら、近い将来、医薬品として承認される可能性が大いにあります。

この薬品化は、体のあらゆる臓器に起きるがんに対して1つずつ認可をもらっていく必要があるんですが、たとえば「メラノーマ（＝悪性黒色腫）」なら「メラノーマ」で臨床治験を進めているうちに、「局所進行乳がん」への使用認可が下りれば、さまざまな箇所や段階での固形がんに適用が拡大できるような流れができていきます。

一穴、乳がんで穴をうがてば、あとは、ほかの箇所でも穴が広がっていく、つまり、適用部位が拡大していくといわれています。

治験がフェーズ2に進んでいるイギリスで、局所進行乳がんの保険適用が認められることで、コータックが、薬品化され全世界の各国で保険適用されていく道のりは、それほど苦難ではないのではないかと予測できます。

その意味では、イギリスでの乳がんの治験は、コータックの試金石なのです。

薬品化された前と後での扱われ方の違いは、昨年の本庶佑先生のノーベル生理学・医学賞受賞で大変な注目と喝采を浴びた、免疫チェックポイント阻害薬「オプジーボ」の薬品化を例にして考えてみるとわかりやすいでしょう。

オプジーボも、最初は日本では誰も薬品化しようとしなかった。

そこで本庶先生は、アメリカ合衆国にあるベンチャー企業と協力して薬品の開発を始めながら、認可されるとその後に、日本の製薬会社、この場合は小野薬品工業が名乗りを上げて、日本での販売が開始されました。

最初はメラノーマだけの発売だったオプジーボが、その後には他種のがんにも適用拡大され、現在では7種のがんで使用できるようになっています。

治験になかなか進めない日本の医療システム

私のコータックも、開発した'06年当時から改良を重ねていきましたが、同時に薬品化も実現しなければ「汎用性」という意味での日の目を見ません。

100社とは言わないまでも、私は自身が営業マンとなって、研究開発能力がある国内の製薬会社、少なくとも50社に打診してきたのですが、反応はおしなべて同じものでした。

「薬としての効き目はわかるんですが、採算が合いませんよ」

というものばかり。

コータックは何しろ、市販の消毒液の1つであるオキシドール（＝過酸化水素水）とヒアルロン酸の混合液なので、構造もシンプルながら、値段も飛躍的に安い。

1回分の使用量の原価が数百円ほどにしかならないのでは、「利益にならないのだ」と、みな口をそろえるんです。

厚生労働省は、通念的に「原価×3倍」までしかつかない薬価を「必要に応じて変えていかなければいけない」との方向性を示し、費用対効果を鑑みてふさわしい薬価をつけられるよう、「対応していく」としていますが、いまだそのような薬価がついた試しがありません。

すると、製薬会社もおしなべて尻込みするんです。

「ほかにいくらでも、効く薬の話がある」のにそんな話も海外に流出してしまうのが現状です。

前出のオプジーボも、これから値段が下がっていくだろうとはいえ、年間で2千万〜3千万円かかります。

その同系統の薬である「キイトルーダ」もしかり。

3つも4つも桁が違う高価な新薬ばかりが、海外で開発されて日本に入ってくるのです。

日本では、イチから独自に創薬された薬品はほとんど皆無です。抗がん剤もまったく同じ状況です。

そのメカニズムは簡単。

開発から認可までの期間がかかりすぎるんですね。

これは欧米の比ではありません。

時間短縮がほとんどできていないという構造なんです。

新薬にかける研究費も、各大学で「新しい薬をつくりましょう」「新しい研究をしましょう」と言っても、予算がつきません。

医学は進歩して患者さんからしても、目の前に可能性が広がっているのに、薬が認可される前に、患者さんの生身の肉体が朽ち倒れてしまうでしょう。

私は乳房温存療法をいち早く日本に取り入れて、患者さんの負担にならないでできる治療法の開発を重ねてきました。

その延長線上にコータックがあるのです。そして、高知大学放射線科の西岡明人准教授（当時）や刈谷真爾講師（当時）、久保田敬講師（当時）などの医師はもちろん、その手法に共感してくれた全国の患者さんサイドに立つ医師が私の後に続き、患者さんを救おうとコータックを取り入れ、がんに立ち向かってきました。

そしてコータックを一人ひとりに施して成功しても、実際に効果があったわけですが、それによって日本の全体的ながん患者さんの生存率は一気に上がることはありません。

つまり、限られた医療者が患者さんに対して、コータックを目の前の対「個人」で行っていったとしても、抜本的に「多くの人命」を救うことはできない。

それは、せっかくコータックという発明にたどり着きながら、近所の子どもたちを相手に勉強を教えて一生を終える昔の寺子屋の先生と同じような、原形としての直接指導にすぎないということです。

「イギリスの名医も驚く効果」

すべての人の、治療の可能性を制限されてはならない

がんと闘わざるをえなくなった人は、どんなにわずかな可能性であろうと、一度はその治療法について、耳を傾け、トライしようとするでしょう。

そして、すべてを試したいという人も当然いて、それが可能か否かは、治療費を賄えるかどうかという経済的な事情が1つ、それをクリアすると、今度は近くに求める治療法が可能な施設があるかどうかという、物理的な事情が左右します。

だから、当然、がんに罹患した患者さんは環境によって限定された治療法を選択せざるをえないのが現状です。

そして、物理的な事情にはもう1つ。

たとえば、私が開発したコータックを、私が過去に在籍した高知大学や、神戸低侵襲が

ん医療センター、また、兵庫県立加古川医療センターなどで、直接、私を訪ねて来てくれる場合にだけ、面と向かって処置するのでは、1日に何人も見たとしても、年間数で言っても限度があるのは自明です。

いま、日本の固形がんの患者さんは、その2つの大きな「物理的事情」によって、治療の可能性を制限されているといっても、過言ではないでしょう。

私には、それがもどかしいのです。

もはや、患者さんには一刻の猶予もない――。

コータックの認可へ向けてのさまざまな試みは進行がんの患者さんが抱えている、自分の「命のリミット」と対峙する作業の1つだと私は、考えています。

臨床治験を経て承認され、医薬品として販売が許可されると同時に、保険適用の対象となること――。

放射線治療を行う設備がある日本中のどこの病院に通ってもコータックが受けられるようになる。

そしてそれは、イギリスでの順調な臨床治験のクリア過程で、着実に現実化に近づいているのを実感しています。

この章の冒頭で語ってくれた横田さんをはじめ、コータックを行ってきたスタッフの方々と担当された医師の方々が、コータック治療という切れそうな細い糸を切らずにつないできてくれたおかげです。

イギリスで大きく花開こうとしている最近のプロセスをたどっていきましょう。

「コータックは医療の価値観を覆す発明だ」

《オキシドール（過酸化水素）こそが、最強の放射線増感剤になる》

こんな主題を掲げて英文論文を出版したのは、'03年のことでした。

固形がんの放射線治療において、最大の効き目を発揮するために必要なものは、オキシドールである、つまりは《オキシドールが、がんを殺す》のです。

その後の'05年に、この概念と理論を具現化したコータックは誕生し、'06年に、コータック1、2と、相次いで高知大学で倫理委員会の承認を受けました。

そして'09年に特許を取得したというのが、日本での流れなのですが、海外ではコータック理論は、独り歩きをするかのように、まだ細い道ではありますが、歩みを進めていたのです。

'03年に発表していたいくつかの英文論文が海外で読まれ、そのうちの1本が、時を経て、イギリス・ロンドン大学教授のジョン・ヤーノルド先生の目に留まったのです。

それは、いまから4年前の'15年のことでした。

全ヨーロッパで行われる「ヨーロッパ臨床腫瘍学会」に最優秀演題として取り上げられた論文の1つに、ヤーノルドさんが推薦する1編として、先の「最強の放射線増感剤、オキシドール」が採用され、ヤーノルドさんがプレゼンテーションすることとなったのです。

ヤーノルドさんは、前出のロイヤル・マーズデン病院の放射線治療チームのリーダーも務めていて、彼はその学会でのプレゼンの前段階で、私にヒアリング目的で声を掛けてくれたんです。

これは、全ヨーロッパの学会であり、ふつう、そこでの特別のプレゼンに論文が採用されるのは、1千本以上の世界の論文中、たったの数本です。このときは2本だけのうちの

1本に選ばれているので、500分の1の確率を勝ち残ったと言えます。

そして、イギリスの放射線治療の権威であり、放射線治療の分野で、世界で5本の指に入るともいわれているヤーノルドさんが太鼓判を押すこのコータックが、広い広い講堂でイギリス人医師によって、世界に向けて紹介されることになったのです。

要請を受けた私は早速、渡英しまして、ヤーノルドさんの質問攻めにあいました。

その中で、

「ドクター・オガワ、このコータックはもちろん、ジャパンで普及している薬ですよね？」

と彼が聞きます。

私は首を横に振り、

「いえいえ、日本では残念ながら未承認です。薬価が安すぎて、どの製薬メーカーも手をつけようとしないんです」

彼は目を見開き、

「アンビリーバブル！」

と声を上げげました。

「そんなバカな、これは医療のパラダイムシフト（＝価値観を覆すような抜本的な転換）となるべき、革命的な発見ですよ！」

そして、

「私がイギリスで預かりましょうか？」

今度はこちらが目を見張る番でした。

「2022年には新薬コータックが誕生？」

単身、渡英し治験の手伝いをする

この同じ'15年には、いざ創薬したときに権利や販売関係で困らないように、私が若林拓朗氏（当時、先端科学技術エンタープライズ株式会社代表）と会社を立ち上げました。臨床治験を行うには、製薬会社が研究施設に委託する形をとるので「株式会社ＫＯＲＴＵＣ」は製薬会社でもあるのです。

現在、株式会社ＫＯＲＴＵＣは、松田和之社長のもと臨床開発担当の大月伸彦氏、イギリス臨床治験担当の鶴見三奈氏、剤型担当の山下正悟氏に加えて、最近、東京大学先端科学技術研究センターの教授であったロバート・ケネラー先生もアメリカ担当として参画され、その体制も充実してきました。

イギリスの学会での発表が大いに効果を発揮し、株式会社ＫＯＲＴＵＣではその後、ヤーノルドさんをはじめ、数人のスタッフを日本に招聘《しょうへい》して、実際のコータック技術を解説する運びとなりました。

'16年、当時、私がコータック治療をしていた神戸低侵襲がん医療センターにヤーノルドさん御一行を招いて、実際のコータック注射から、薬局で薬を混ぜてつくる工程、施設の説明なども含めて写真や動画も撮影してもらいました。このときには、同センター薬剤部長の橋本泰明（やすあき）氏にコータック注射液の作り方をご指導いただきました。

ここでは結局、600万円くらい招聘予算がかかりましたが（私がポケットマネーで工面しました）。

そして、このイギリスからの招待とプレゼンは功を奏し、ロイヤル・マーズデン病院は'17年になんと、臨床治験を開始すると決定したのです。

この展開の速さには、いかにせっかちな私といえども驚きでした。

その動きはまるで、新大関の貴景勝関の立ち合いからの突進のようだったといえば、イメージしやすいでしょう。

'17年2月、私は単身で再び渡英し、臨床治験を開始するための技術指導と準備の手伝い

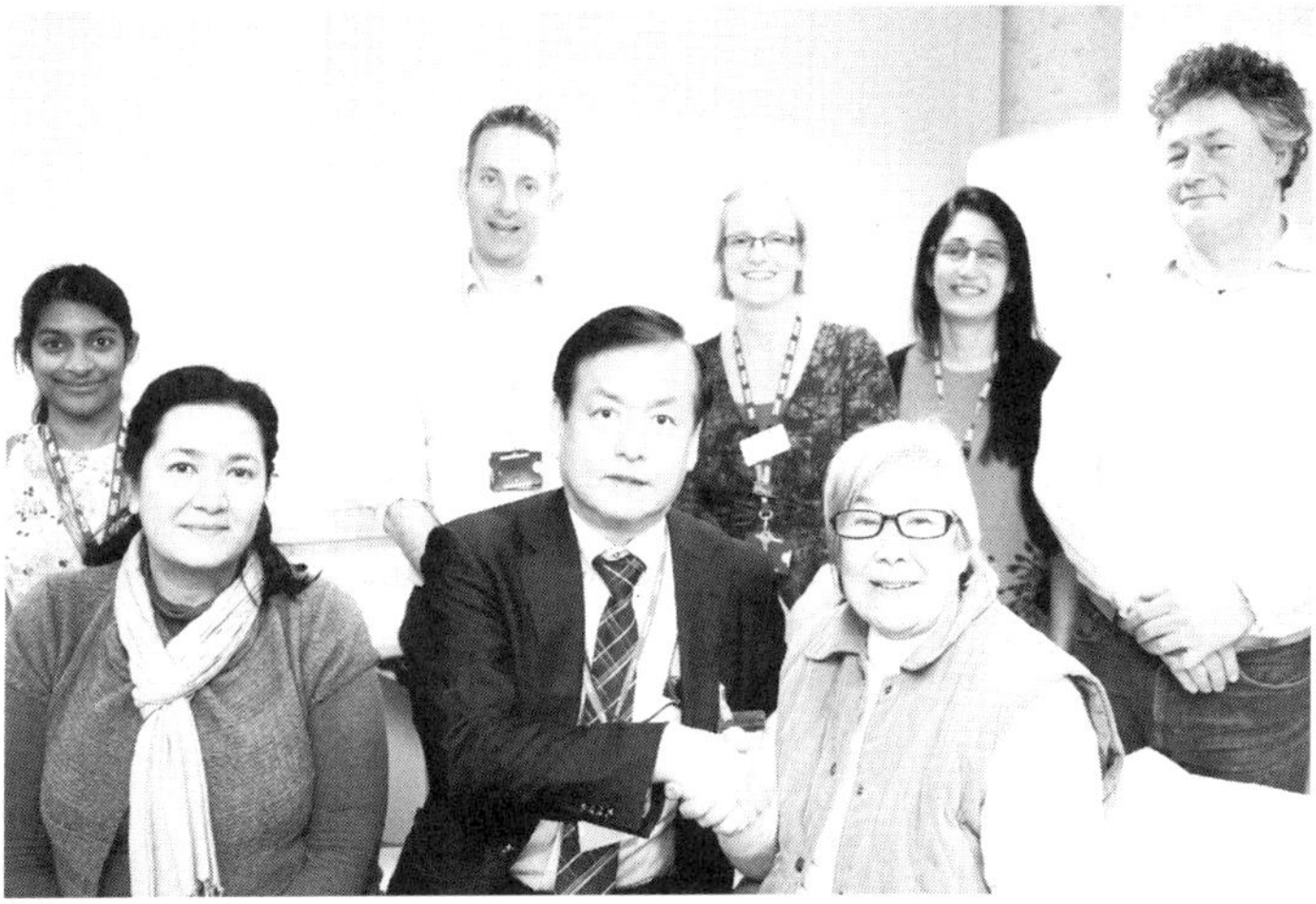

'17年、イギリス臨床治験1例目の開始。1回目のコータック注射指導をイギリスで行ったときの患者さんとご家族、医師等の担当スタッフと

をしてきました。

ここで、「臨床治験」という言葉を簡単に説明しておきましょう。

研究などで発見された物質の中から、さまざまな実験により、病気などに効果があり、人に使用しても安全と予測されるものが「薬品の候補」として選ばれます。

この「薬品の候補」を開発する最終の段階では、患者さんなどの協力によって、対人の効果と安全性を調べることが必要になります。

ここで得られた成績を国の担当官庁（日本でいえば厚生労働省）が審査して、病気の治療に必要であり、かつ安全に使っていけると承認されたものが「薬」となるのです。

対人の「試験」を一般に「臨床試験」「臨床実験」などといいますが、「薬の候補」を用いて、国の承認を得る実績のための「臨床試験」のことを、特に「臨床治験」と呼んでいるのです。

つまり、私がそれまでに行ってきた研究や、倫理委員会などで承認を受けた臨床研究は、「臨床試験」「臨床実験」といわれるものです。

これに対して、コータックという薬品を使って、コータックという新薬の承認を得るためにする「臨床試験」のことを、特別に「臨床治験」と呼ぶのです。

この治験で承認を受けるには、段階があり、フェーズ1～3までとされています。フェーズは日本語では「段階」ですが、単位としては「フェーズ1」を「1相」、「フェーズ2」を「2相」と表します。

今秋、イギリスとインドの国際共同治験が始まる

コータックは、'18年7月にはイギリスでフェーズ1を無事に終え、その結果のフォロー試験が終わったのが同年10月です。

そして今秋からは、イギリスから場所をインドにも拡大し、イギリスとインドで専門会社CROによってフェーズ2を国際共同治験として始めます。

イギリスはもちろん、インド随一の「がんセンター」で約200例の治験が予定されていて、国際的な共同治験となりますので、イギリス国内での信用度は、フェーズ2だけにとどまらず、これをクリアすればフェーズ3の段階も終了できるという、「飛び級」的な

承認のプロセスをたどるはずです。

なぜ「飛び級」が可能なのかというと、フェーズ1ですでに対人でかなりの治療効果が認められているからです。フェーズ1で一部、フェーズ2で行うところまで進んでいるのです。

それを見てフェーズ2完了時点での承認が可能という判断をイギリス当局がしたわけです。

「臨床治験といっても、薬になるにはまだまだハードルが高いでしょ?」

とか、

「そんな試用の段階の未承認薬なんて、五万とある」

などと、嘲笑まじりの雑音があっても、私が一向に気にならないのは、このたたき台、つまり、フェーズ2とフェーズ3をいっしょにクリアするという青写真の上にコータックという新薬が描かれているからなんです。

この秋、国際的なフェーズ2の臨床治験が開始されたことが報道されれば、日本の国内でも「コータック」の名はさらに飛躍的に知名度を上げるでしょう。

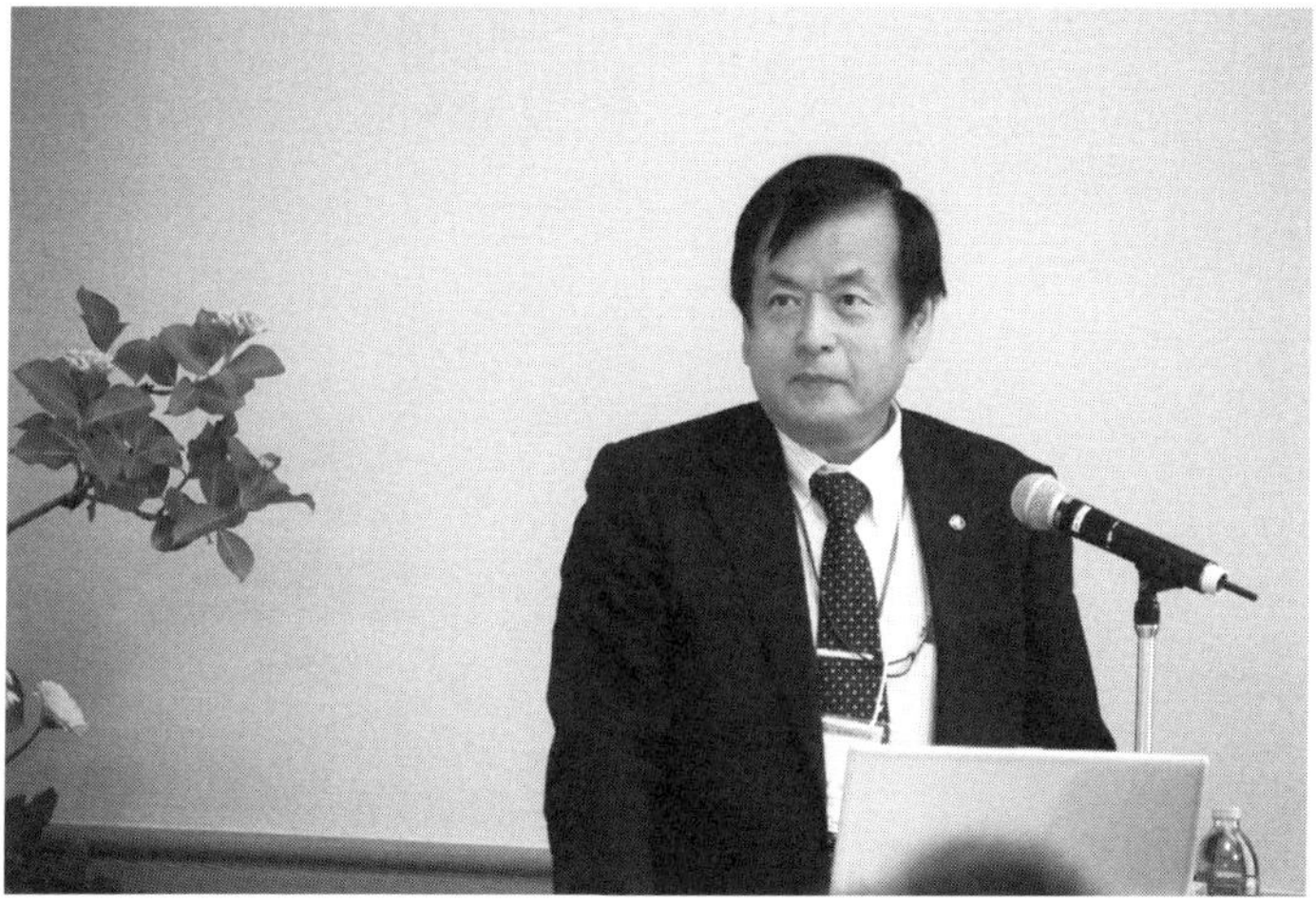

長崎県での第24回癌治療増感研究会で「増感放射線療法KORTUCの現況」というタイトルで特別講演をする小川医師（'18年5月26日）

そして、承認までのスパンを、3年間、と見ています。

つまり、'22年には新薬コータックが誕生し、新薬としてのコータック使用者第1号が誕生するわけです。

その患者さんは、イギリス人の方かもしれませんが……。

ともあれ、本書を読まれている方はすでに、承認前の増感剤「コータック」の存在を、いち早く認識していただいたうちの、1人となります。

ときに、いろいろな固形がんに罹患したときの治療の選択肢の1つに数えてもらえるだけでも、私にとっては、この本を著した意味があるというものです。

地元企業が投資を

フェーズ1は、治験をロイヤル・マーズデン病院が研究者主導の臨床治験として独自で行ったのですが、フェーズ2以後は、ロンドン大学がん研究所が株式会社KORTUCという製薬会社からの委託で治験を行う体裁をとります。

この国際共同治験は「承認の方程式」のアンカーマンのような立ち位置の性質がありますので、これをクリアできれば間違いないという段階なのです。

イギリスで承認されることは、薬品化のメリットが日本の製薬会社にも生まれてくるということにつながります。

イギリスで、経済原則に則った「費用対効果」としての薬価がつけられれば、2番手、3番手として名乗りを上げる日本のメーカーが現れるでしょう。

そのころには薬価は適正な価格にまでは上がっているかと思われますので、製薬会社がつかないで一向に治験の「ち」の字も挙がらなかった日本でも、イギリスでの薬価の相場を目安としてイギリスから逆輸入される形の薬に〝昇格〟する日も、早晩、訪れるだろうと思われます。

また、日本でも、昨年1月には『日本経済新聞』の報道でもありましたが、四国銀行さんが株式会社KORTUCに、

「高知発の医療で費用対効果が高い。乳がんで乳房の切除を避ける方法などとして後押ししたい」

という理由で4千800万円の投資をしてくださいました。

これまで、乳がん患者さんを中心にコータック1と2を合計すると千人以上が治療を受けているという実績や、イギリスでの治験の経過などから判断していただいているのでしょう。

このように、世界を股にかけて、信じられないような話が、ドラスティックに展開しているのが、コータックを取り巻く現在の環境なのです。

まさに「はじめに」で紹介した大谷翔平選手のような、夢のような飛躍、とたとえたいところですね。

《先入観は可能を不可能にする》

本当にこの言葉どおり、「ありえない」と思われた話がここまで積み重なって、「現実」となってきたのです。

あとがき

コータックは王道の治療

《半ばは自己の幸せを、半ばは他人の幸せを》

これは私が30代の後半に、当時の放射線科の若手であった寺島正子医師と濱田典彦医師の勧めで始めた少林寺拳法の教えの1つです。

医師の仕事とは、まさにこれではないかという気がしています。

自分のための人生を生きることが、まずは自分の幸せにつながる。

それが半分あるのだとすれば、他人の幸せのために生きることも、生き方の半分にはあるべきなのだ、という意味です。

すべてが「他人の幸せのため」だと言ったら、聞こえはいいでしょうが、それをどれだけの人が信じられるでしょうか。

ただでさえ、

《オキシドールでがんが治る》

という、ありふれた消毒液ががんを狙い撃ちできるという内容の本の著者が、そんなことを言っているとすると、およそ信用されない人も多いのではないでしょうか。

もとより、自分の幸福を、自己の実現を掲げて、それを達成するための道を歩きながら、それと同じ比重で利他の精神で活動する人でないと、誰にも信用されないのではないでしょうか？

それは人間の「力」であり、その半分をほかに生かすことこそが、「余力」であり、それこそが「愛」なのではないでしょうか。

私が稽古を積み重ねてきた少林寺拳法には、次の教えもあります。

《守主攻従》

守備に重きを置き、攻撃はその次にある。

人のために行うことは、守備に同じで、これに重きを置き自分のためにすることは、攻撃と同じで二の次に持ってくるべきことである。

これをもとに考えると、人に向けるものは、愛であり、愛とは、守るべきものである。

その愛を守るために、持たなければいけないものが、力なのである。

やはり、持つべき力の半分は、人のために発揮するものなのです。

この精神で、これまで30年余りの間を、がん放射線治療の改良と患者さんの生命のために捧《ささ》げてきました。

その過程で、発見したのがコータック理論で、薬品化という日の目はもうすぐそこに、見えるところまで来ています。

患者さんの選択肢を多くする

日本では、1年間でおよそ10万人にのぼる乳がん患者さんの、ほぼすべてが、「手術」を受けます。

そして、いまだに、その半数は乳房を全摘出します——。

残りの半分の方は、乳房温存手術と放射線治療などをします。

全摘出手術を受けた方も、多くは術後に放射線治療をしますから、乳がんになった方はほとんどが、放射線治療を経験するわけです。

であれば、放射線治療の効果を上げることが、乳がん対策には最善の道でなければいけません。

それなのに、ＡＩがこれだけ発展している日本の世の中で、乳がんの治療に「全切除術」がいまだ半数を占めて患者さんの乳房と胸を大きく傷つけていることが、絶えず私の頭にある不思議でした。

甘んじて乳房切除を容認する患者さんも不思議ですが、これは言ってみれば、医療者側の怠慢にほかならない。

そうして、全切除して生命を維持し、体に機能障害をきたしても納得させられて生きる女性は、なんと多いことか。

また、逆に言えばそれが嫌で、悩んで、判断が遅くなり、そのうちにがんは勢力を増し、成長速度を増し、いつのまにか、誰も期待しないはずのがんの巨大化に直面してしまう女性も、じつに多いのです。

患者さんのニーズに合わせて医療を提供するのは、医療に従事する側の責務です。和食から始まってフレンチ、イタリアン、中華、エスニック、韓国料理と、飲食業の種類の枚挙に暇《いとま》がないのと同じで、医療でも患者さんが広く選択肢を持てる豊富な〝メニュー〟が必要です。

この理想を、医学界でも実現しなければいけない。

私がコータックを開発し、進化させるための研究をしてきたのは、ひとえにその使命感だけでした。

その実現のために臨床治験を確実にして、薬品としての認可を一日でも早く実現しなければいけない。

超高齢社会の日本において、国民皆保険が制度破綻することが目に見えているというのも、コータックの薬品化を早急に実現しなければならない理由の1つです。

医師会や製薬会社の思惑や既得権益の構造で、日本では混合診療が禁止されています。だから、原価が数百円レベルで供給できるはずの「オキシドール＋ヒアルロン酸」のコータック施術が、放射線治療が含まれるために保険が適用されずに自費診療となり、臨床試験以外では100万円単位の実費負担を要してしまうのです。

こうなると、助かる命も、救えません。

ところで、ステージ3の乳がんでコータック2をお受けになった名古屋市の原田祐子さんが最近、アマゾンkindleより電子書籍で『手術をしない選択』というタイトルで、コータック治療体験について出版されました。今後は、原田さんのように意識の高い患者さんが増え、世の中を変えていくことと存じます。

コータックの認可は日本を明るくする

イギリスで治験が行われるきっかけとなった、ロイヤル・マーズデン病院のヤーノルド医師が評してくれた、

「コータックはパラダイムシフトである」

という言葉は、私に新たなる勇気を与えてくれました。

〝神の手〟などと評され、スポットライトが当たる外科や花形の医師がメスを入れ、治

療を尽くした後に手の施しようがなくなった患者さんを、〝受け入れる〟そして〝看取《みと》る〟側であったのが放射線科医でした。

暗く、日の当たらない病棟の中で、血や体液にまみれたがんに侵された皮膚に手を置いて施される〝血みどろの医療行為〟の中で、地に足をつけた医療とは何かと、つねに考えてきた私の医師人生があります。

その中で、私は「患者さんのためのコータック放射線治療」を理論化し、それを現実化するための道を模索してきたのです。

乳房温存療法における日本の先駆者であり、私の「兄弟子」にも当たる、近藤誠医師は、その鋭い慧眼《けいがん》を私は尊敬してやみません。

同じ乳房温存療法では、日本の第一人者と呼ばれる私ですが、近藤先生という先人が歩んでいらっしゃる道があるからこそ、こうして歩んでいけるわけです。

自分は自分で、真っすぐに、抗がん剤とコータック放射線治療と最低限の外科手術を組み合わせた、がん治療の王道を歩いていこうと節目、節目で再確認しながら、一歩一歩、歩を進めているのです。

イギリスでの治験がすべて終了する'22年は、東京オリンピック・パラリンピックも終了し、もしかしたら「日本人が明るくなれるニュースがない」時代を迎えてしまっているのかもしれません。

そんなご時世にこそ、コータックは世に出て、世を明るくする薬品になってほしい。

そして、私が診ることのないであろう、あまたのがん患者さんが、日本中で、いや、世界中の放射線科医の手によって、このコータックで完治される日が来てほしい。

そのために、私は明日もコータックの放射線医療の普及に邁進していこうと決意を新たにしています。

謝辞

放射線感受性の基礎研究から始めてコータックのイギリス臨床治験までには約30年の歳月が流れました。

当初のころは、まだ「海のものとも山のものとも分からなかった」コータック治療を、まさに「命懸けで」受けていただいた多くの患者さんに深甚の謝意を捧げます。

また、コータックの基礎研究に、がん組織生検などでご支援いただきました、高知大学耳鼻咽喉科の岸本誠司助教授（当時）および、中谷宏章講師（当時）に深く御礼申し上げます。

さらには、本書にお名前が掲載されていない先生方・皆様の中で、とくにその当時の患者さんの入院主治医や外来診療支援をしていただいた、当時の高知大学医学部附属病院放射線科の伊藤悟志医師、田村泰治医師、山西伴明医師、大西剛直医師、田所導子医師、宮武加苗医師、片岡優子医師、岩佐瞳医師、松井里奈医師、鈴木祐介医師、青山信隆医師、仰木健太医師に深謝致します。

また、局所進行すい臓がんの患者さんに対する開腹下で、超音波ガイドでコータック注射をして放射線を照射した、1回大量電子線照射のコータック治療に関しては、高知大学第一内科の西原利治教授、耕﨑拓大医師、第一外科の花﨑和弘教授、岡林雄大医師のご支援をいただきました。

マウスを用いたコータックの基礎研究やコータック前後のがんの画像評価では、高知大学大学院生であった都築明氏や八百川心氏、伊東賢二氏、林直弥氏と研究を進めました。また、基礎研究では、高知大学医学部実験実習機器センターの谷口武利教授や中山高一氏のサポートを受けました。


コータックを受けられた患者さんのがんの画像評価については、高知大学の濱田典彦講師（当時）や野上宗伸講師（当時）、久保田敬講師（当時）、村田和子助教（当時）に御尽力いただきました。

診療放射線技師では、高知大学の沖野和弘氏、森尾一夫氏、佐々木俊一氏、下司博之氏のサポートを受けました。

コータックの概念図作成・デザインでは品川真依子氏、また、患者さんの電話対応では兵庫県立加古川医療センターの院長室秘書であった神吉杏実氏、中川一陽氏に大変お世話になりました。

なお、神戸低侵襲がん医療センターでは、藤井正彦病院長・理事長をはじめとして石田淳副院長、西村英輝放射線治療科部長（当時）、馬屋原博同部長、尾西由美子医長（当時）、原田文医師、上薗玄医師（当時）ならびに同センター地域連携室長の小田司氏に大変お世話になりました。

そのほかにも多くの皆様のお世話になってまいりましたが、光文社の斎藤信吾氏ならびにライターの鈴木利宗氏には、本書の企画・構成・取材等、大変なご尽力をたまわりました。ここに改めて、衷心より深く御礼申し上げます。

なお、コータックの基礎研究から臨床研究まで、文部科学省と日本学術振興会の科学研究費補助金ならびに科学技術振興機構の助成金、高知大学学長裁量経費等のご支援を受けております。

誠にありがとうございました。

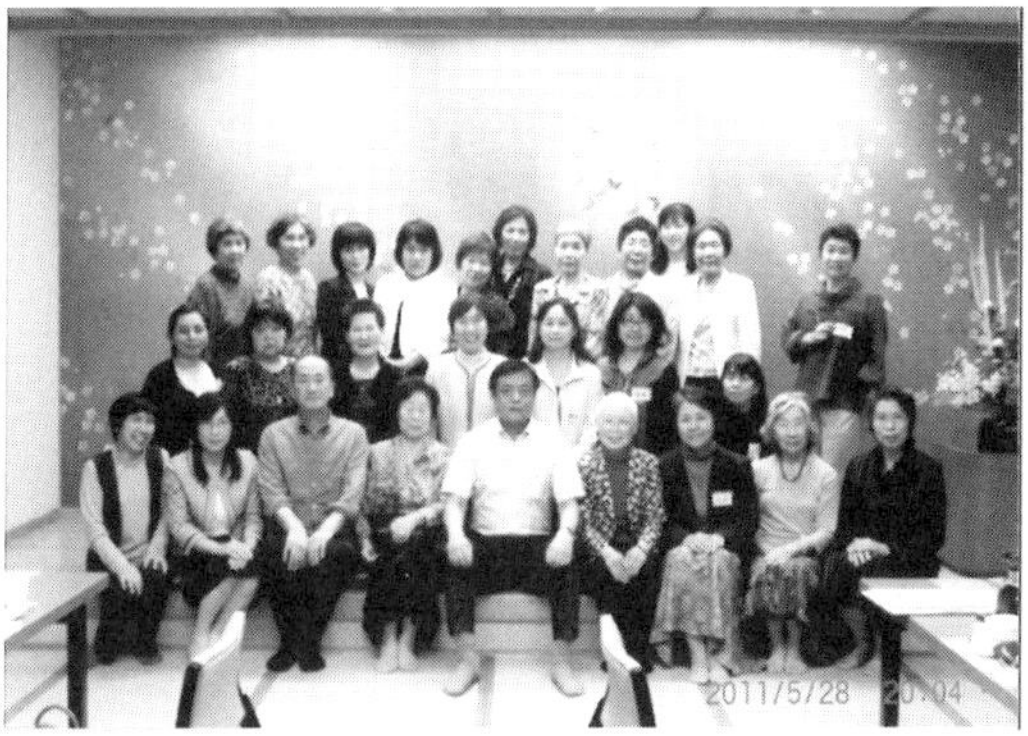

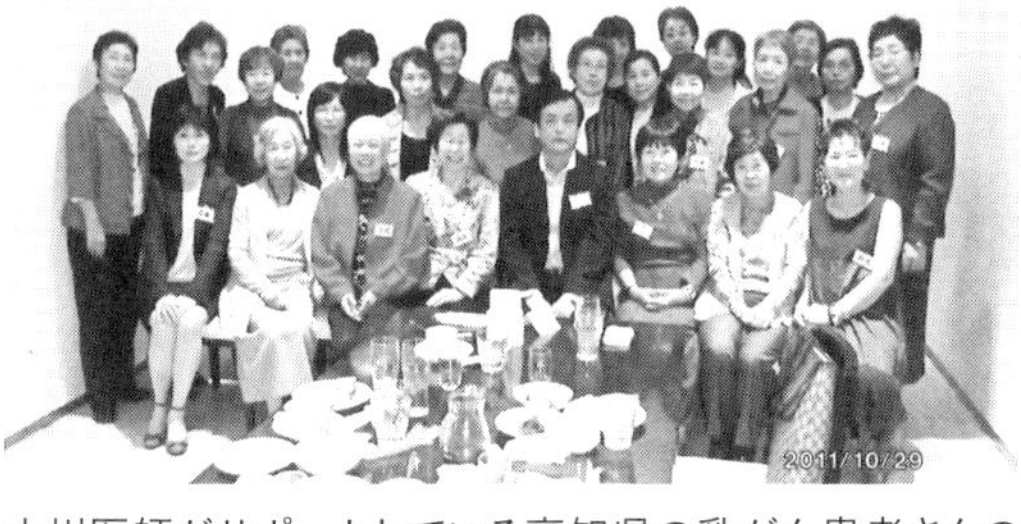

小川医師がサポートしている高知県の乳がん患者さんの会「たらちね会」のスナップ写真。ともに'11年

参考文献

『文藝春秋・'88年6月号』／文藝春秋
『命も乳房も守りたい』横井あい著／高知新聞社
『新しい酵素標的・増感放射線療法KORTUCの基礎と臨床』
監修 山下 孝／編著 小川恭弘／篠原出版新社

小川恭弘 おがわやすひろ

1952年大阪市生まれ。大阪府立北野高等学校を卒業し、神戸大学医学部に進学、卒業後、がん治療・研究の道を志し同大学の放射線医学講座に入局し、同大学院を修了。1982年より高知医科大学放射線科講師、1985年同助教授、1988年から1年間、カナダのブリティッシュコロンビアがん治療センター（BCCA）にてパイ中間子の研究に従事、乳房温存療法を学ぶ。2005年に高知大学教授に就任し増感放射線療法コータックを開発。以後、普及に尽力している。2014年兵庫県立加古川医療センター院長。2018年より高知総合リハビリテーション病院院長。趣味はゴルフ。

15センチ大の乳がん、末期の直腸がん、卵巣がんが切らずに治った

免疫療法を超えるがん治療革命

増感放射線療法コータック（KORTUC）の威力

2019年6月10日　初版第1刷発行

著　者　小川恭弘

発行者　大給近憲

発行所　株式会社　光文社
〒112-8011 東京都文京区音羽1-16-6
（編集部）03-5395-8240
（書籍販売部）03-5395-8116
（業務部）03-5395-8125

印刷・製本　大日本印刷株式会社

Printed in Japan ISBN978-4-334-95100-9　C0095